Lisa-Jessica Gettinger

Arbeitgeber*innenwahl von Auszubildenden für Pflegeberufe

Lisa-Jessica Gettinger

Arbeitgeber*innenwahl von Auszubildenden für Pflegeberufe

Eine quantitative Erhebung der Bedürfnisse von Auszubildenden für Pflegeberufe in Niederösterreich

Lehrbuchverlag

Imprint
Any brand names and product names mentioned in this book are subject to trademark, brand or patent protection and are trademarks or registered trademarks of their respective holders. The use of brand names, product names, common names, trade names, product descriptions etc. even without a particular marking in this work is in no way to be construed to mean that such names may be regarded as unrestricted in respect of trademark and brand protection legislation and could thus be used by anyone.

Cover image: www.ingimage.com

Publisher:
Der Lehrbuchverlag
is a trademark of
Dodo Books Indian Ocean Ltd. and OmniScriptum S.R.L publishing group

120 High Road, East Finchley, London, N2 9ED, United Kingdom
Str. Armeneasca 28/1, office 1, Chisinau MD-2012, Republic of Moldova, Europe
Printed at: see last page
ISBN: 978-620-0-27191-4

DANKSAGUNGEN

An dieser Stelle bedanke ich mich aber auch von Herzen bei jenen Menschen, die mir während meines Studiums, aber auch bei der Erstellung dieser Arbeit mit Geduld, Verständnis, Rat und Tat zur Seite gestanden sind und so einen wichtigen Beitrag zum Gelingen dieser Arbeit geleistet haben.

Allen voran gilt mein Dank jedoch Stefan Vilimek und Stella Naomi Schlossar-Kittel, die mich nicht nur tatkräftig unterstützt und mitgefiebert haben, sondern mich auch durch Zweifel und Motivationstiefs in Zusammenhang mit der Erstellung dieser Arbeit begleitet haben und mit denen ich auch Erfolge genießen konnte. Ebenso Danke ich meinen Eltern Petra und Roland für ihr Verständnis und ihre bestmögliche Unterstützung zu jeder Zeit.

Auch meinen Studienkolleg:innen danke ich an dieser Stelle für den Austausch, die wunderschöne Zeit des gemeinsamen Studiums trotz Covid geschuldeten erschwerten Bedingungen und die gegenseitige Unterstützung. Ebenfalls Danke ich Prof. Dr. rer. medic. Stefan Schmid, der mich als Betreuer zu jeder Zeit bestmöglich bei der Erstellung dieser Arbeit unterstützte.

Zuletzt gilt mein Dank meiner besonderen Führungskraft die schon vor Beginn dieses Studiums an mich und meine Fähigkeiten geglaubt hat, die mich immer gefördert und gefordert hat und mit ihrem Wesen und ihrer Arbeitsweise auch in Zukunft richtungsweisend für mich sein wird.

Vielen Dank

KURZFASSUNG

Problemdarstellung: Aufgrund des aktuell bereits bestehenden Pflegekräftemangels in Österreich und die demografische Bevölkerungsentwicklung, durch die sich in Zukunft noch zusätzlich ein erhöhter Pflege- und Betreuungsaufwand erwarten lässt, den auch die Ausbildungsstätten nicht schnell genug kompensieren können, ist der derzeitige Arbeitsmarkt bereits jetzt limitiert. Dazu kommt die geografische Lage mancher Einrichtungen. Um die Pflege- und Betreuungsqualität aufrecht erhalten zu können ist es wichtig, die Mitarbeitenden langfristig zu binden aber vor allem für neue einen attraktiven Arbeitsplatz darzustellen.

Zielsetzung: Die Zielsetzung dieser Arbeit ist einerseits die Beantwortung der Forschungsfrage: „Wovon machen derzeitige Auszubildende in einer Pflegeausbildung in Niederösterreich, am Ende ihrer Ausbildung, die Entscheidung für die Wahl ihres zukünftigen Arbeitsplatzes abhängig?“ mit den dazugehörigen Arbeitshypothesen, anhand von fach- und wissenschaftlicher Literatur sowie der quantitativen empirischen Forschung. Andererseits sollen für Organisationen, sowie Führungskräfte im niederösterreichischen Gesundheitswesen die Bedürfnisse von derzeitigen Auszubildenden für Berufe der Gesundheits- und Krankenpflege aufgezeigt werden, um deren Recruitingprozess sowie Organisationsstrukturen in Zukunft so evaluieren und adaptieren zu können, dass trotz der derzeitigen Arbeitsmarktsituation und dem Pflegekräftemangel die qualitativ hochwertige Pflege von Patient*innen oder Bewohner*innen langfristig gewährleistet werden kann.

Ergebnisse: Im Rahmen dieser Forschungsarbeit konnte festgestellt werden, dass sich die Bedürfnisse der Pflegepersonen in den vergangenen Jahren verändert haben und die Arbeitgeber*innen vor allem durch eine wertschätzende Fehler- sowie Organisationskultur und der Möglichkeit zur individuellen Weiterentwicklung, sowie Gestaltung des eigenen Arbeits- und Pausenablaufes in Kombination mit dem Einstiegsgehalt für die derzeitigen Auszubildenen als attraktiv gelten. Dazu werden in dieser Arbeit noch andere Faktoren dargestellt. Wichtig ist ein auf die Zielgruppe abgestimmter Recruitingprozess.

Stichworte: Recruiting, Recruiting in der Gesundheits- und Krankenpflege, Arbeitgeber*innenattraktivität, Employer Branding

ABSTRACT

Problem: Due to the current shortage of nursing and care staff in Austria and the future demographic development, which is expected to increase the need for nursing and care in the future, that even the training institutions will not be able to compensate quickly enough, the current workload is already limited now. In addition, some of the institutions are geographical located inconvenient throughout the state. In order to be able to maintain the quality of nursing and care, it is important to retain employees in the long term, but above all to present an attractive workplace for new employees.

Aim: The objective of this thesis, on the one hand, is to answer the research question: "What do current trainees in nursing and care training in Lower Austria depend on, when deciding on their future employment at the end of their training?" with the corresponding working hypotheses, based on professional and scientific literature as well as the quantitative, empirical research. On the other hand, the needs of current trainees for nursing and health care professions are to be identified, in order to be able to evaluate and adapt the recruiting processes and organisational structures of organisations and managers in the health care sector in Lower Austria in the future, in such a way that, despite the current labour market situation and the shortage of nursing and care staff, high-quality nursing care for patients and residents can also be guaranteed in the future.

Results: Within the framework of this research work, it was found that the needs of caregivers have changed in recent years and that employers are considered attractive to current trainees, mainly due to an appreciative error and organisational culture, the possibility of individual further development and the design of one's workflow and break routine in combination with the starting salary. Other factors are also presented in this paper. A recruiting process tailored to the target group is important.

Keywords: recruiting, recruiting in health care and nursing, employer attractiveness, employer Branding

INHALTSVERZEICHNIS

TABELLENVERZEICHNIS

ABBILDUNGSVERZEICHNIS

ABKÜRZUNGSVERZEICHNIS

BSC..Balanced Scorecard

EVP..Employer Value Propositon

SPSS...............................*Statistical Package für Social Sciences:* der Firma IBM

SMART...............................Spezifisch, Messbar, Akzeptiert, realistisch, terminisiert

1 Einleitung

Das erste Kapitel beschreibt den Grundstock dieser Arbeit. Zunächst wird die Relevanz des Themas der Arbeitsplatzattraktivität in der Gesundheits- und Krankenpflege in Zusammenhang mit dem Fachkräftemangel in Österreich, sowie Deutschland und der Schweiz, dargestellt, um die Bedeutung der Kriterien für die Arbeitgeber*innenwahl für Pflegeberufe deutlich zu machen. In Folge wird die Zielsetzung sowie die Forschungsfrage mit den dazugehörigen Arbeitshypothesen der Thesis dargestellt.

1.1 Problemdarstellung

Unbesetzte Stellen in einer Organisation, welche nicht bewusste Einsparungen als Hintergrund haben, sondern durch ungeplantes Ausscheiden der Mitarbeitenden in der Pflege entstehen, haben international dieselben Konsequenzen. Dazu gehören eine Verminderung der Versorgungsqualität, sowie Kontinuität und eine Senkung der Produktivität in dem betroffenen Bereich. Dies kann letzten Endes finanzielle Einbußen durch Brüche in der Leistungserbringung zur Folge haben (Buchan, et.al; 2018: S.4). Dementsprechend nehmen diese Auswirkungen zu, umso länger eine Stelle nicht neu besetzt werden kann. Aus diesem Grund sollte das Recruiting neuer Mitarbeiter*innen in der Pflege in jeder Gesundheitsorganisation ein großes Anliegen der Führung sein. Um sich jedoch mit dem Anwerben sowie der Bindung von Mitarbeitenden befassen zu können müssen diese zunächst auf das eigene Unternehmen aufmerksam werden und im nächsten Schritt einen Mehrwert in ihrer potentiellen Tätigkeit dort erkennen können, um sich zu entscheiden (Buchan, et.al; 2018: S.5). Um diese Kosten so gering wie möglich zu halten soll diese Arbeit aufzeigen, welche Maßnahmen Führungskräfte in Gesundheitseinrichtungen in Niederösterreich tatsächlich setzen können, um sowohl die Anzahl der Bewerber*innen, als auch die Postennachbesetzung durch eigene Mitarbeitende erfolgreich und langfristig zu steigern. Hinzu kommt die geografische Nähe zu Ballungsräumen in anderen Bundesländern, wie Beispielsweise Wien, welche ohne entsprechende Maßnahmen zur Rekrutierung sowie Bindung von Mitarbeiter*innen zunehmend zu einer weiteren Abwanderung von jungen Gesundheits- und Krankenpflegepersonen führen kann.

Dass in Österreich ein Mangel an Fachpersonal in der Pflege nicht nur droht, sondern uns dieser bereits erreicht hat, ist mittlerweile allgemein bekannt. Im Jahr 2019 wurde ein Pflegekräftemangel von rund 76.000 Pflegekräften bis zum Jahr 2030 prognostiziert. Diese Zahlen wurden in der Zwischenzeit aufgrund der demographischen Entwicklungen und der aktuellen allgemeinen Fluktuationsrate aus dem Pflegeberuf bereits stark nach oben korrigiert. Durch die Änderungen der Qualifikationen, sowie der Ausbildungsmöglichkeiten für Pflegeberufe und den sinkenden Zahlen an Auszubildenden, ist in den kommenden Jahren ebenfalls mit einem Rückgang an Absolvierenden in den österreichischen Ausbildungsstätten zu rechnen (Rappold & Juraszovich;2019: S5). Deshalb befasst sich diese Arbeit mit den Kriterien der Arbeitgeber*innenwahl von Auszubildenden, gegen Ende ihrer Gesundheits- und Krankenpflegeausbildung, in niederösterreichischen Ausbildungsstätten. Außerdem soll diese Masterthesis darstellen, welche Bedeutung Recruiting für die Wahl des Arbeitsplatzes hat. Zu den, in der vom österreichischen Bundesministerium im Jahr 2019 erstellten Personal- und Bedarfsprognose, empfohlenen Maßnahmen zählen unter anderem eine Aufbesserung des Images der Pflege als Beruf, sowie eine Steigerung der damit verbundenen Attraktivität (Rappold &

Juraszovich;2019: S6). Dies muss dementsprechend auch für Arbeitgeber*innen im Gesundheitswesen gelten. Da Pflegepersonen in Niederösterreich aktuell aufgrund dieser Ausgangssituation eine große Auswahl an Arbeitsplätzen haben, ist es notwendig für Arbeitgeber*innen im Gesundheitswesen die Rahmenbedingungen entsprechend so zu gestalten, dass dadurch ein Vorteil gegenüber anderen Einrichtungen entsteht (Buchan & James;2018: S.7). Diese Arbeit soll ebenfalls Anhaltspunkte für Führungskräfte bieten, wie sie durch gezielte Maßnahmen das Image der eigenen Organisation gestalten, um somit bei der momentanen Arbeitsmarktsituation für Gesundheits- und Krankenpflegepersonal in Niederösterreich gegebenenfalls eine Abwanderung in andere Bundesländer zu verhindern und trotz der begrenzten Verfügbarkeit von Fachkräften in der Pflege die benötigten Posten dennoch qualitativ entsprechend besetzen zu können.

1.2 Zielsetzung

Die Zielsetzung dieser Arbeit ist es, aus der wissenschaftlichen- sowie Fachliteratur gemeinsam mit den Ergebnissen der empirischen Befragung von derzeitigen Auszubildenden für Pflegeberufe in niederösterreichischen Bildungseinrichtungen, den aktuellen IST-Stand aufzuzeigen und gemeinsam mit dem gewonnenen Wissen aus den wissenschaftlichen Quellen, Handlungsempfehlungen für die Praxis abzuleiten. Auf diese Weise soll für Arbeitgeber*innen sowie Führungskräfte in der Gesundheits- und Krankenpflege aufgezeigt werden, in welche Richtung sich die Bedürfnisse von zukünftigen neuen Mitarbeiter*innen in der Pflege in Niederösterreich entwickeln könnten. Ebenfalls soll abgebildet werden, welche Faktoren sowie Maßnahmen in Zusammenhang mit der Arbeitgeber*innenattraktivität entscheidend für das Recruiting von Pflegepersonen sind, um unbesetzte Stellen künftig weiterhin mit qualifizierten Mitarbeitenden nachbesetzen zu können.

1.3 Forschungsfrage und Hypothesen

Folgende Forschungsfrage soll im Rahmen dieser Forschungsarbeit beantwortet werden: *Wovon machen derzeitige Auszubildende in einer Pflegeausbildung in Niederösterreich, am Ende ihrer Ausbildung die Entscheidung, für die Wahl ihres zukünftigen Arbeitsplatzes abhängig?*

Außerdem dienen folgende Arbeitshypothesen der Beantwortung konkreten Beantwortung der Forschungsfrage:
H1: Die Befragten erachten die Möglichkeit vorwiegend längere Dienste zu machen als ausschlaggebender als jene, vorwiegend kurze Dienste zu machen.
H2: Die Auszubildenden erachten eine mögliche Teilzeitbeschäftigung als auschlaggebender als eine mögliche Vollzeitbeschäftigung.
H3: Die Möglichkeit zur Mitbestimmung bei der Gestaltung ihres Dienstplanes ist für zwei Drittel der Befragten eher ausschlaggebend oder ausschlaggebend.
H4: Für mindestens zwei Drittel der Auszubildenden ist ihr Einstiegsgehalt eher ausschlaggebend oder ausschlaggebend.
H5: Ein respektvolles Arbeitsklima ist für die Befragten ausschlaggebender als ein professionelles Arbeitsklima.

1.4 Methodik und Vorgehensweise

Die vorliegende Masterthesis besteht aus zwei Teilen. Der theoretische Teil basiert auf einer vertieften Literaturrecherche, wobei logisch-deduktiv vorgegangen wird und somit von allgemeinen auf spezielle Themenbereiche konkretisiert wird. Hierbei wird auf wissenschaftliche Literatur, sowie Artikel aus Fachjournalen und wissenschaftlich basierte Onlinequellen zurückgegriffen. Diese Themeneingrenzungen dienen in weiterer Folge als Grundlage für die Fragebogenentwicklung des empirischen Teils. Für diesen Part der Masterthesis wurde ein quantitatives Forschungsdesign gewählt, bei dem die Samplinggruppe mittels eines selbst erstellten Erhebungsinstrumentes im Sinne eines anonymisierten online-Fragebogens, welcher sich jedoch am bereits bestehenden „AGA-I" anlehnt, über den Zeitraum von einem Monat (Mo.7. November 2022 bis Mo.12. Dezember 2022) befragt wurde. Der Fragebogen besteht aus geschlossenen Fragen mit jeweils vier Single-Choice Antwortmöglichkeiten.

Im Sinne des quantitativen Forschungsprozesses wurde nach Entscheidung für das grobe Thema der Arbeit im nächsten Schritt, der Präzisierungsphase, die oben genannte systematische Literaturrecherche und Datenbanksuche durchgeführt. In diesem Schritt wurden die wichtigsten Dimensionen zum Thema der generellen Arbeitgeber*innenattraktivität, aber auch konkret im Zusammenhang auf Pflegeberufe und Recruiting gesammelt, sowie sortiert. Auf dieser Grundlage wurden darauffolgend die Forschungsfrage und die dazugehörigen Hypothesen formuliert (Burzan, N., 2015: S.26). In der darauffolgenden Operationalisierungsphase wurde darauf basierend die beschriebene quantitative Erhebungsmethode gewählt und ein passendes Erhebungsinstrument, in Anlehnung an ein bereits bestehendes und valides Instrument, erstellt. Dazugehörig wurde die Samplinggruppe, sowie die Art und der Ablauf der Befragung, angepasst (Burzan, N., 2015: S.26). Der nächste Schritt bestand aus dem, im weiteren Verlauf der Arbeit beschriebenen Pretest anhand dessen das Erhebungsinstrument noch in Bezug auf die tatsächliche Praxistauglichkeit, Klarheit der Begriffe, sowie die

Eindeutigkeit und Neutralität der Fragestellungen geprüft und angepasst wurde. Nach Abschluss der Datenerhebung wurden die gesammelten Daten entsprechend aufbereitet, interpretiert und dargestellt, um damit die Forschungsfrage bestmöglich zu beantworten und die Hypothesen kritisch zu prüfen (Burzan, N., 2015: S.26).

Die folgende Tabelle stellt die genutzten Suchbegriffe sowie Operatoren bei der Suche in diversen Online-Datenbanken sowie Online-Bibliotheken dar.

Tabelle 1: Übersicht der Suchbegriffe in Online- Datenbanken

Thema	Deutsche Suchbegriffe	Englische Suchbegriffe
Arbeitsplatzwahl	Arbeitsplatzzufriedenheit, Attraktivität UND Arbeitsplatzbedingungen, Arbeitsplatzwahl UND Pflege,	job selection, job selection AND nursing, job selection AND trainee, job selection AND student, job selection AND healthcare givers
Arbeitgeber*innenattraktivität im Gesundheitswesen	Arbeitgeberattraktivität, Arbeitsplatzattraktivität UND Gesundheitswesen, Arbeitsplatzattraktivität im Gesundheitswesen,	job attractiveness, job satisfaction, job attractiveness AND nursing, job satisfaction AND nursing, job satisfaction AND healthcare givers
Mitarbeiter*innenrekrutierung	Mitarbeiterrekrutierung, Mitarbeiterrekrutierung UND Pflege	recruitment AND nurse, recruitment, recruitment AND healthcare givers, Employer Branding, Employer Brand,

2 Theoretischer Teil

Dieses Kapitel befasst sich mit dem aktuellen wissenschaftlichen Stand der Thematik Mitarbeiter*innenrecruiting und versucht somit, anhand von zusammengefasstem Expertenwissen, aufzuzeigen welche Faktoren Organisationen sowie deren Führungskräfte beachten können, um auch in der aktuellen Arbeitsmarktsituation in der Gesundheits- und Krankenpflege, dennoch passende Mitarbeitende für das eigenen Unternehmen zu gewinnen. Konkret wird auf die verschiedenen Quellen für potentielle neue Mitarbeiter*innen in der Pflege eingegangen. Ebenfalls wird Employer Branding in diesem Kapitel behandelt, da sowohl die interne, als auch die externe Darstellung von Arbeitgeber*innen einen entscheidenden Faktor darstellt, um nicht nur die bereits in der Organisation tätigen Mitarbeitenden möglichst lange zu binden, sondern vor allem potentielle neue Bewerber*innen auf sich aufmerksam zu machen und somit das Recruiting zu erleichtern. Zuletzt wird auch auf die Kriterien der Arbeitgeber*innenattraktivität eingegangen, welche, neben dem im Zuge der Arbeit beschriebenen Instrument, ebenfalls die theoretische Grundlage für die Erstellung der quantitativen Befragung im Rahmen dieser Arbeit darstellen.

2.1 Pflegekräftemangel in Österreich

Während die Geburtenrate in Österreich im Jahr 1970 noch bei 112.301 Geburten jährlich lag, bewegt sie sich von 1990 bis 2020 zwischen 95.000 und 75.000 pro Jahr. Im Jahr 2021 wurden in Österreich 85,492 Kinder geboren (Statistik Austria; 2022:S.100). Zusätzlich wird in der folgenden Abbildung 1 deutlich sichtbar, dass damit zu rechnen ist, dass sich der Trend seit 1970 fortsetzt und die Lebenserwartung weitersteigt, gleichzeitig aber die Anzahl der jungen und leistungsfähigen Bevölkerung sinkt (Statistik Austria; 2022:S.66).

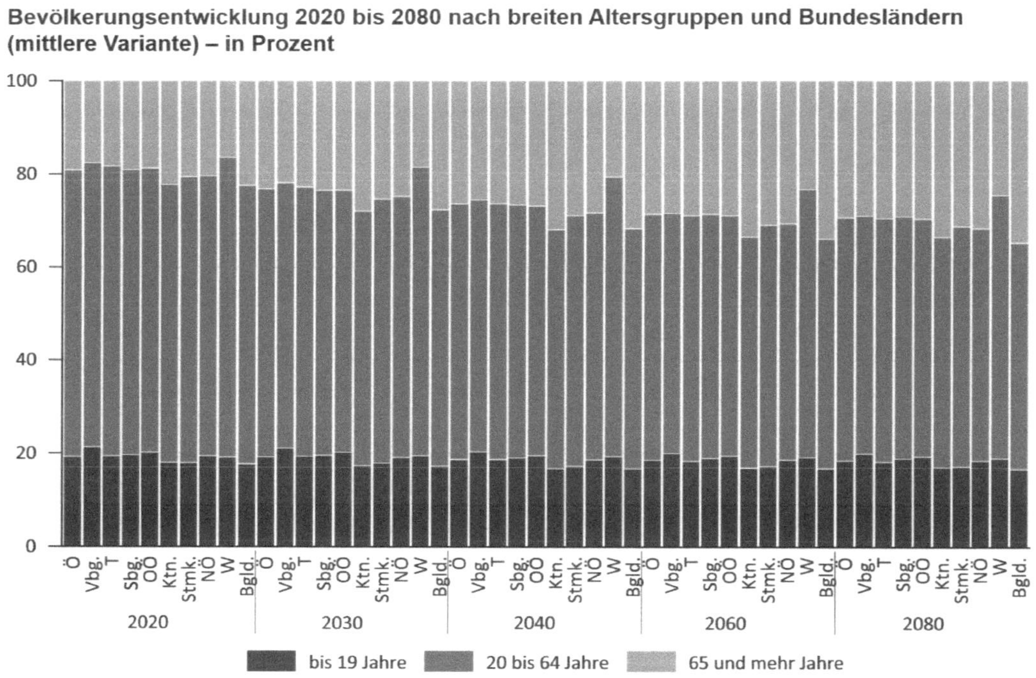

Q: STATISTIK AUSTRIA, Bevölkerungsprognose 2021. – *) Keine Prognosewerte, sondern Ergebnisse der Bevölkerungsstatistik.

Abbildung 1: Bevölkerungsentwicklung bzgl. Altersgruppen in Österreich von 2020 bis 2080

Tabelle 2: Pflegedienstleistungsstatistik der im Jahr 2021 besetzten Vollzeitstellen in den österreichischen Bundesländern

Bundesland	Insgesamt	Mobile Dienste	Teilstationäre Tagesbetreuung	Stationäre Dienste	Alternative Wohnformen
Burgenland	1 515	391	56	1 050	18
Kärnten	3 321	865	22	2 415	19
Niederösterreich	8 318	3 046	19	5 253	
Oberösterreich	7 194	1 257	74	5 854	9
Salzburg	3 132	764	44	2 324	
Steiermark	8 145	1 498	41	6 510	95
Tirol	4 157	983	109	3 064	
Vorarlberg	1 971	605	27	1 288	52
Wien	12 804	3 563	149	8 973	119
Insgesamt	50 558	12 972	541	36 733	312

Q: STATISTIK AUSTRIA, Pflegedienstleistungsstatistik. Erstellt am 10.12.2021. - Vollzeitstellen und die auf Vollzeitstellen umgerechneten Teilzeitbeschäftigungen. - Stationäre Dienste einschließlich Kurzzeitpflege. - Niederösterreich, Salzburg und Tirol keine von der Mindestsicherung/Sozialhilfe (mit-)finanzierten alternativen Wohnformen.

Tabelle 3: Pflegedienstleistungsstatistik der in Österreich zu Verfügung stehenden Pflege- und Betreuungsplätze

Bundesland	2015	2016	2017	2018	2019	2020
Burgenland	2 431	2 491	2 613	2 698	2 741	2 687
Kärnten	5 873	5 902	6 368	6 335	6 149	6 057
Niederösterreich	9 257	9 444	9 608	9 534	9 530	10 285
Oberösterreich	13 014	13 263	13 241	13 435	13 486	13 396
Salzburg	5 480	5 484	5 446	5 532	5 484	5 535
Steiermark	16 302	16 399	16 645	16 309	16 325	17 054
Tirol	6 246	6 412	6 612	6 720	6 824	7 003
Vorarlberg	2 503	2 495	2 526	2 539	2 540	2 611
Wien	19 544	19 121	19 238	19 506	19 838	19 692
Insgesamt	80 650	81 011	82 297	82 608	82 917	84 320

Q: STATISTIK AUSTRIA, Pflegedienstleistungsstatistik. Erstellt am 10.12.2021. - Teilstationäre Tagesbetreuung, stationäre Betreuungs- und Pflegedienste, Kurzzeitpflege in stationären Einrichtungen und alternative Wohnformen. - Vorarlberg: ohne teilstationäre Tagesbetreuung.

Tabelle 2 stellt den Stand der aktuell in den einzelnen Bundesländern tätigen Pflegekräfte, umgerechnet in Vollzeitäquivalente, im Jahr 2021 dar. In weiterer Folge ist in Tabelle 3 die steigende Tendenz der vorhandenen Pflege- und Betreuungsplätze der einzelnen Bundesländer, inklusive stationärem und teilstationärem Bereich, sowie Kurzzeitpflege und alternativen Wohnformen, zu erkennen. Der Fachkräftemangel für die Gesundheits- und Krankenpflegeberufe in ganz Österreich zeichnet sich seit langem ab und ist trotz einer steigenden Anzahl an verfügbaren Pflegekräften, im Jahr 2021 50.558 Berufstätige in ganz Österreich, auf dem Arbeitsmarkt, bei einem gleichzeitig steigenden Bedarf an Fachkräften, für die Deckung der Bevölkerungsversorgung, welcher aufgrund der demografischen Entwicklungen, österreichweit steigt. So überschreitet im Jahr 2020 der Bedarf von pflegebedürftigen Menschen bereits weit die Anzahl der vorhandenen Pflegefachkräfte in Österreich (Statistik Austria; 2022). Entsprechend wird es für Arbeitgeber*innen und Führungskräfte zunehmend herausfordernder, fachlich geeignetes Personal für die Besetzung offener Stellen zu finden, während die Kluft zwischen der steigenden Nachfrage für professionelle Pflegekräfte und dem gleichzeitig sinkenden Angebot auf dem Arbeitsmarkt ausweitet. Entsprechend müssen sich Arbeitgeber im Gesundheitswesen auf diese Entwicklungen einstellen, indem sie bei der Strategie ihrer Personalgewinnung neue Wege gehen (Hornung, 2013: S. 37). Aus ethischer Sicht ist die Pflege als Abhängigkeitsarbeit aufzufassen, da jeder pflegebedürftige Mensch ein bestimmtes Kontingent an Abhängigkeit von der Unterstützung der Pflegepersonen aufweist. Dementsprechend ist der Pflegekräftemangel nicht nur auf dem Arbeitsmarkt ein Problem, sondern ebenfalls aus gesellschaftlicher Sicht. Denn wenn pflegebedürftige Menschen qualitativ mangelhaft versorgt werden, stellt dies auch immer eine moralische, sowie juristische Verletzung der Menschenrechte dar (Bobbert, M.; 2019:S.292).

2.2 Pflegekräftemangel in den Nachbarländern

Aktuell zeigen die Erfahrungen aus der Praxis von Rekrutierungsprogrammen, dass sowohl die Prozesse oftmals lange dauern, als auch die Integration von Menschen mit nicht deutschsprachigem Migrationshintergrund aktuell sehr oft mit Zugangsbarrieren, wie Beispielsweise der Anerkennung von Qualifikationen oder der Überwindung von Sprachbarrieren, einhergeht. Diese Personalressourcen können dadurch, trotz Eignung in der Praxis, oftmals nicht oder nur sehr verspätet tatsächlich in den Gesundheitseinrichtungen genutzt werden (Bobbert, M.; 2019:S.292). In diesem Zusammenhang wird explizit auf Deutschland und die Schweiz eingegangen, da das Gesundheitssystem dieser Länder dem Österreichs sehr ähnlich sind und diese somit am geeignetsten für einen vergleichenden Überblick sind.

Deutschland

Die Bevölkerungsstruktur in Deutschland hat sich in den vergangenen Jahren ähnlich wie in Österreich gewandelt (Hornung, 2013: S. 33). Das Durchschnittsalter der Bevölkerung ist in den letzten Jahrzenten merklich angestiegen. Dies gründet in der steigenden Lebenserwartung, wodurch gleichzeitig der Bedarf an pflegerischer Versorgung steigt, während die Geburtenrate sinkt (DEStatis: 2022). Diese gesellschaftlichen und demografischen Entwicklungen haben ebenfalls zur Folge, dass die Anzahl an pflegebedürftigen Personen ebenfalls steigt. Da bereits jetzt parallel dazu für die Einrichtungen im Gesundheitswesen weniger fachlich ausgebildete junge Menschen und Auszubildender zur Verfügung stehen, zeigt sich hier ebenfalls ein Mangel an Fach- und Führungskräften in der Pflege (Hornung, 2013: S.3). In Abbildung 2 ist dazu passend der Altersaufbau in Deutschland bis zum Jahr 2021 abgebildet und markante Wirkungsfaktoren für deren Entwicklung mitabgebildet (DEStatis: 2022).

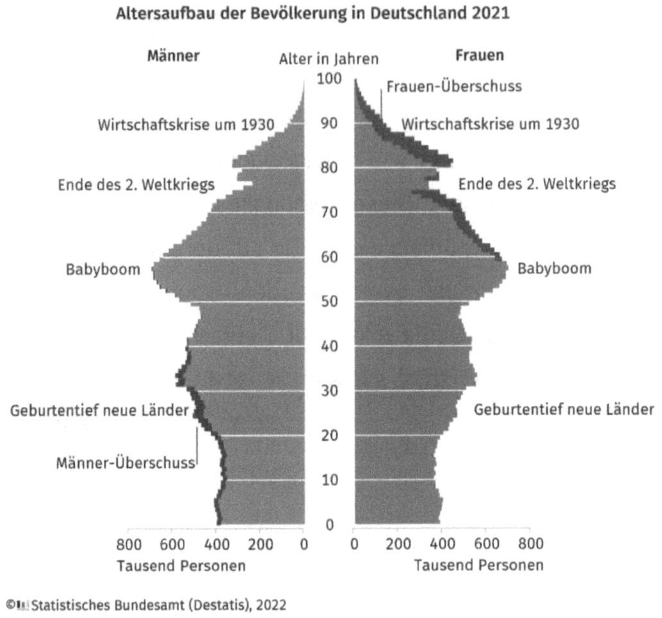

Abbildung 2: Altersaufbau der Bevölkerung in Deutschland im Jahr 2021

Nachdem in Deutschland seit Juli 2011 die Wehrpflicht gefallen ist und es damit auch gleichermaßen zu einem Entfall des Wehrersatzdienstes kommt, fehlen seitdem im Vergleich jährlich ungefähr 10.000 Zivildienstleistende. Dies macht zum einen den pflegerischen Alltag beschwerlicher, da diese in den Gesundheitseinrichtungen eine wichtige Unterstützung darstellen zum anderen fehlen diese als potentielle zukünftige Pflegepersonen, da sie während der Tätigkeit im Rahmen des Wehersatzdienstes oftmals neue Berufsfelder entdecken und diese in Folge auch entsprechend gewählt haben (Hornung, 2013: S.41).

Schweiz

In den folgenden Tabellen 4 und 5 ist die Übersicht über die tatsächlich berufstätigen Pflegepersonen im Jahr 2011, sowie der aktuelle Stand der Pflegepersonen in der Schweiz im Jahr 2021 abgebildet, inklusive der Verteilung auf öffentliche sowie private Arbeitgeber. Klar erkennbar ist, dass sich die Gesamtanzahl an Pflegepersonen innerhalb der letzten zehn Jahre verdoppelt hat und die Tendenz weiterhin steigend ist. Dennoch sieht sich die Schweiz ebenfalls in der Situation, dass das Durchschnittsalter der Bevölkerung steigt. Derzeit besteht in der Schweiz im Vergleich zu Österreich und Deutschland kein akuter Fachkräftemangel in der Pflege. Dies kann mit den Gesundheitsfördernden Maßnahmen für die Bevölkerung und einer niedrigen Abwanderungsrate von Pflegepersonen in Zusammenhang gebracht werden (Bundesamt für Statistik; 2021).

Tabelle 4: Übersicht der Angestellten Pflegepersonen in der Schweiz im Jahr 2011

11.1: Ausbildung und Anstellungsgrad des Personals nach Leistungserbringertyp

T 14.04.04-11.1

Spitex 2011	Total		Leistungserbringertyp					
			Gemeinnützige und öffentlich-rechtliche Unternehmen		Erwerbswirtschaftliche Unternehmen		Selbstständige Pflegefachpersonen	
Personen								
Total	**38.518**	**100,0%**	**32.268**	**100,0%**	**5.673**	**100,0%**	**577**	**100,0%**
Pflegefachpersonen Fachhochschulbildung (FH)	164	0,4%	98	0,3%	38	0,7%	28	4,9%
Pflegefachpersonen Höhere Berufsbildung (HF)	11.051	28,7%	9.274	28,7%	1.245	21,9%	532	92,2%
Pflegefachpersonen Nachsekundäre Stufe	839	2,2%	613	1,9%	213	3,8%	13	2,3%
Berufliche Grundbildung im Bereich Pflege/Betreuung	8.546	22,2%	7.192	22,3%	1.353	23,8%	1	0,2%
Soziale und therapeutische Ausbildungen (FH und HF)	537	1,4%	498	1,5%	39	0,7%	0	0,0%
Andere Ausbildungen (kaufmännisch)	2.881	7,5%	2.618	8,1%	261	4,6%	2	0,3%
Pflege-/Betreuungskurse, Praktikanten und keine spezifische Ausbildung	14.500	37,6%	11.975	37,1%	2.524	44,5%	1	0,2%
Vollzeitstellen (100%-Stellen)								
Total	**16.487,9**	**100,0%**	**14.394,9**	**100,0%**	**1.757,5**	**100,0%**	**335,6**	**100,0%**
Pflegefachpersonen Fachhochschulbildung (FH)	85,2	0,5%	49,5	0,3%	15,8	0,9%	20,0	6,0%
Pflegefachpersonen Höhere Berufsbildung (HF)	5.107,9	31,0%	4.386,4	30,5%	416,6	23,7%	304,9	90,9%
Pflegefachpersonen Nachsekundäre Stufe	356,2	2,2%	282,6	2,0%	64,0	3,6%	9,6	2,8%
Berufliche Grundbildung im Bereich Pflege/Betreuung	4.089,6	24,8%	3.643,9	25,3%	445,4	25,3%	0,4	0,1%
Soziale und therapeutische Ausbildungen (FH und HF)	280,5	1,7%	268,1	1,9%	12,3	0,7%	0,0	0,0%
Andere Ausbildungen (kaufmännisch)	1.521,6	9,2%	1.405,6	9,8%	115,8	6,6%	0,2	0,1%
Pflege-/Betreuungskurse, Praktikanten und keine spezifische Ausbildung	5.047,0	30,6%	4.358,8	30,3%	687,6	39,1%	0,5	0,1%
Durchschnittlicher Anstellungsgrad								
Total		**43%**		**45%**		**31%**		**58%**
Pflegefachpersonen Fachhochschulbildung (FH)		52%		50%		42%		71%
Pflegefachpersonen Höhere Berufsbildung (HF)		46%		47%		33%		57%
Pflegefachpersonen Nachsekundäre Stufe		42%		46%		30%		74%
Berufliche Grundbildung im Bereich Pflege/Betreuung		48%		51%		33%		40%
Soziale und therapeutische Ausbildungen (FH und HF)		52%		54%		32%		
Andere Ausbildungen (kaufmännisch)		53%		54%		44%		10%
Pflege-/Betreuungskurse, Praktikanten und keine spezifische Ausbildung		35%		36%		27%		50%

Quelle:
Bundesamt für Statistik, Spitex-Statistik
Auskunft: Erwin Wüest, 032 713 67 00, erwin.wueest@bfs.admin.ch

Tabelle 5: Übersicht der Angestellten Pflegepersonen in der Schweiz im Jahr 2021

11.1: Ausbildung und Anstellungsgrad des Personals nach Leistungserbringertyp

T 14.04.04-11.1

Spitex 2021	Total		Leistungserbringertyp					
			Gemeinnützige und öffentlich-rechtliche Unternehmen		Erwerbswirtschaftliche Unternehmen		Selbstständige Pflegefachpersonen	
Personen								
Total	**59.176**	**100,0%**	**41.463**	**100,0%**	**16.281**	**100,0%**	**1.432**	**100,0%**
Pflegefachpersonen Diplom Hochschulen (Bachelor FH, Master of Science, PhD) ...	3.260	5,5%	2.372	5,7%	525	3,2%	363	25,3%
Pflegefachpersonen Höhere Berufsbildung (HF) ...	15.010	25,4%	11.290	27,2%	2.691	16,5%	1.029	71,9%
Pflegefachpersonen Nachsekundäre Stufe ...	852	1,4%	522	1,3%	301	1,8%	29	2,0%
Berufliche Grundbildung im Bereich Pflege/Betreuung ...	14.483	24,5%	10.310	24,9%	4.172	25,6%	1	0,1%
Soziale und therapeutische Ausbildungen (FH und HF) ...	737	1,2%	703	1,7%	33	0,2%	1	0,1%
Andere Ausbildungen (kaufmännisch) ...	4.121	7,0%	3.078	7,4%	1.037	6,4%	6	0,4%
Pflege-/Betreuungskurse, Praktikanten und keine spezifische Ausbildung ...	20.713	35,0%	13.188	31,8%	7.522	46,2%	3	0,2%
Vollzeitstellen (100%-Stellen)								
Total	**27.133,3**	**100,0%**	**20.147,1**	**100,0%**	**6.076,6**	**100,0%**	**909,6**	**100,0%**
Pflegefachpersonen Diplom Hochschulen (Bachelor FH, Master of Science, PhD) ...	1.778,6	6,6%	1.290,4	6,4%	259,0	4,3%	229,1	25,2%
Pflegefachpersonen Höhere Berufsbildung (HF) ...	7.449,1	27,5%	5.643,2	28,0%	1.145,5	18,9%	660,5	72,6%
Pflegefachpersonen Nachsekundäre Stufe ...	362,2	1,3%	237,3	1,2%	108,1	1,8%	16,8	1,8%
Berufliche Grundbildung im Bereich Pflege/Betreuung ...	7.099,6	26,2%	5.428,1	26,9%	1.671,3	27,5%	0,2	0,0%
Soziale und therapeutische Ausbildungen (FH und HF) ...	414,0	1,5%	399,8	2,0%	13,7	0,2%	0,6	0,1%
Andere Ausbildungen (kaufmännisch) ...	2.231,8	8,2%	1.710,4	8,5%	519,7	8,6%	1,7	0,2%
Pflege-/Betreuungskurse, Praktikanten und keine spezifische Ausbildung ...	7.798,0	28,7%	5.437,9	27,0%	2.359,4	38,8%	0,7	0,1%
Durchschnittlicher Anstellungsgrad								
Total		**46%**		**49%**		**37%**		**64%**
Pflegefachpersonen Diplom Hochschulen (Bachelor FH, Master of Science, PhD) ...		55%		54%		49%		63%
Pflegefachpersonen Höhere Berufsbildung (HF) ...		50%		50%		43%		64%
Pflegefachpersonen Nachsekundäre Stufe ...		43%		45%		36%		58%
Berufliche Grundbildung im Bereich Pflege/Betreuung ...		49%		53%		40%		20%
Soziale und therapeutische Ausbildungen (FH und HF) ...		56%		57%		41%		56%
Andere Ausbildungen (kaufmännisch) ...		54%		56%		50%		29%
Pflege-/Betreuungskurse, Praktikanten und keine spezifische Ausbildung ...		38%		41%		31%		23%

Quelle:
Bundesamt für Statistik, Spitex-Statistik
Auskunft: Erwin Wüest, 058 463 67 00, erwin.wueest@bfs.admin.ch

2.3 Recruiting

Der Begriff Recruiting, auf Deutsch Rekrutierung genannt, befasst sich mit Prozessen, welche der Personalbeschaffung dienen um unbesetzte oder fehlbesetzte Stellen zu vermeiden (Hornung, 2013: S.37). Eine in die Organisationskultur integrierte, strukturierte und generationenorientierte Recruitingpolitik beinhaltet nicht nur die Besetzung von Posten, sondern dient gleichzeitig auch dem internen und externen Marketing (Hornung, 2013: S.42). Da Recruiting mehr als nur eine Stellenanzeige ist, umfasst es eine Vielzahl an Strategien, Maßnahmen und Herausforderungen für die Praxis und verfolgt vor allem folgende zwei Ziele:

- Die Vermeidung von unbesetzten Stellen und Fehlbesetzungen in einem Unternehmen durch gezielte Maßnahmen zur Personalbeschaffung.
- Die generationenorientierte Bindung und Förderung qualifizierter, bereits in der Organisation tätiger, Mitarbeiter*innen durch die strategische Planung und Umsetzung einer geeigneten Personalpolitik mit entsprechenden Maßnahmen (Rimser; 2014: S.209).

Nicht besetzte Stellen sorgen nicht nur für einen Qualitäts- und Leistungsabfall, sondern verursachen außerdem zusätzliche Kosten für Arbeitgeber*innen. Ebenso verhält es sich mit fehlbesetzten Positionen. Aus diesem Grund ist die gewissenhafte Planung eines aktiven Recruitingprozesses und somit die Suche nach qualifizierten Pflegekräfte, besonders in dieser Zeit, in der sie eine große Anzahl an freien Stellen auf dem Arbeitsmarkt vorfinden, entscheidend (Lober & Kummer; 2020: S.22). Daher ist die Recruitingstrategie einer Organisation als entscheidender Teil der gesamten Personalpolitik zu betrachten und entsprechend auch aktiv zu gestalten, um durch die Gewinnung externer Pflegekräfte, sowie durch gezielte interne Personalentwicklungsmaßnahmen unbesetzte Posten zu vermeiden. Neue Mitarbeitende in der Gesundheits- und Krankenpflege für seine Organisation zu gewinnen gestaltet sich aufgrund der aktuellen Arbeitsmarktsituation in Österreich zunehmen herausfordernd. Dies gilt in der Zwischenzeit sowohl für Kliniken, Altenpflege- und Betreuungszentren sowie den extramuralen Bereich (Hornung, 2013: S.37).

Vakanzen in Gesundheitsunternehmen treten meistens durch kurzfristige Ereignisse, wie beispielsweise schwerwiegende Erkrankungen von Mitarbeitenden oder arbeitnehmerseitigen Kündigungen, auf. Langfristig können unbesetzte Stellen jedoch oftmals durch nachhaltige Planung vermieden werden. Hierbei empfiehlt sich eine strategisch-konzeptionelle Herangehensweisen bei der Planung der operativen Schritte. Grundlegend sollte zunächst ein konkretes Stellenprofil erstellt werden, um darzustellen welche Qualitäten und Kompetenzen für die gesuchte Stelle tatsächlich benötigt werden. Hierzu ist es sinnvoll, sich inhaltlich, neben einer genauen Stellenbeschreibung, an der ausgeschriebenen Position zu orientieren um sowohl die Haupttätigkeiten, als auch zusätzliche organisatorische Anforderungen, abzubilden (Hornung, 2013: S. 37).

Folgende Inhalte sollte ein solches Stellenprofil definieren:

- Die genaue Stellenbezeichnung inklusive des Titels der Position.
- Das Datum der Neubesetzung sowie das konkrete Eintrittsdatum.
- Tatsächliche Hauptaufgaben und Zusatztätigkeiten.
- Die hierarchische Verortung in der Organisation inklusive der Leitungsspanne.

- Geforderte fachliche sowie, gegeben Falls, gesetzlich vorgeschriebene Qualifikationen, wie Beispielsweise benötigte akademische Ausbildung bei Führungsaufgaben (RIS, GuKG; 2022: §65).
- Gewünschte Zusatzqualifikationen, wie beispielsweise eine vorhandene Ausbildung in Bezug auf spezielle Pflegekonzepte wie die Basale Stimulation in der Pflege.
- Berufliche Vorerfahrung sowie Leitungs- und Branchenerfahrung.
- Benötigte persönliche und soziale Kompetenzen wie Kommunikationsfähigkeit, Problemlösungsfähigkeit und persönliche Gestaltungskompetenzen.
- Gehaltsvorstellungen und das zutreffende Entgeltsystem.

Ebenfalls zu prüfen ist, ob das vorhandene Stellenprofil keine Benachteiligungsgründe enthält. Konkret darf keine Benachteiligung für potentielle Bewerber*innen aufgrund der Ethnie, des Geschlechts, der Religion, des Alters, der sexuellen Orientierung, geistiger oder körperlicher Behinderungen sowie der Religion vorliegen (RIS, AGG; 2022: §1, §2, §9, §11, §16). Da, realistisch gesehen, einem solchen Stellenprofil in den seltensten Fällen eine einzelne Person entsprechen kann, ist es wichtig jene Kriterien nach tatsächlichem Stellenwert für die Funktion in der eignen Organisation einzustufen. Nachdem diese Abstufung erfolgt ist, haben sich eventuell unternehmensintern bereits geeignete Mitarbeitende für die gefragte Position herauskristallisiert. Ist dies nicht der Fall sollte im nächsten Schritt die Stelle extern ausgeschrieben werden. Hierbei ist die Form der Ausschreibung entscheidend. Das Layout sollte einheitlich gestaltet sein, weil es sich hierbei indirekt auch um ein Instrument der eigenen Öffentlichkeitsarbeit handelt. Deshalb bietet sich hierbei die Möglichkeit, durch markante Farbgestaltung und die einheitliche Nutzung eines Logos, einen entsprechenden Wiedererkennungswert der eigenen Arbeitgebermarke zu erzeugen. Denn jede Stellenausschreibung ist gleichzeitig auch eine Maßnahme für das eigene Marketing (Hornung, 2013: S. 39). Abgehsehen von der Gestaltung der Ausschreibung, spielen die, für die Veröffentlichung gewählten, Kanäle ebenfalls eine entscheidende Rolle für den Recruitingerfolg. In Printmedien veröffentlichte Stellenanzeigen grenzen die Möglichkeiten der Ausschreibung aufgrund von vorgegebenen Limitierungen beispielsweise mehr ein als Onlineveröffentlichungen. Ebenfalls mit zu bedenken ist in diesem Zusammenhang der Ausschreibungszeitraum. Hierbei sind einerseits gesetzliche Rahmenbedingungen und andererseits die Sinnhaftigkeit in Zusammenhang mit dem Ziel der Ausschreibung entscheidend. Die genutzten Kanäle sollten zudem auf die Zielgruppe abgestimmt werden, welche das Unternehmen am ehesten ansprechen möchte. Zuletzt ist es vor der Veröffentlichung empfehlenswert die Stellenausschreibung intern zu schalten, um den Mitarbeitenden die Möglichkeit zu geben sich zu bewerben und so gleichzeitig sicherzustellen, dass keine ungenutzten Potentiale in der eigenen Organisation übersehen werden (Hornung, 2013: S. 39).

Auch wenn das Gesundheitssystem in Österreich nicht mit jenem in beispielsweise Amerika oder Australien vergleichbar ist, zeigt sich auch in der Studie von Chenoweth et.al., dass die Entlohnung für Pflegepersonen zwar einen wichtigen Faktor für die Wahl von Arbeitgeber*innen, aber auch in Bezug auf die Mitarbeiter*innenbindung, darstellt. Ein Faktor alleine hat jedoch wenig Auswirkung in einem erfolgreichen Recruitingprozess für Pflegepersonen. Vor allem die Kombination mit „soften Faktoren", wie positiven Arbeitsplatzfaktoren im Sinne von emotionaler sowie sozialer Unterstützung im eigenen Team und der Möglichkeit die eigene professionelle Rolle in der Gesundheits- und Krankenpflege bewusst wahrnehmen zu können, wird als sehr attraktiv in Bezug auf die Wahl des Arbeitsplatzes beschrieben (Chenoweth, et. al.;2010: S.164).

Das Recruiting junger Pflegepersonen zielt auf der einen Seite auf Mitarbeiter*innen, welche kurz zuvor ihre Berufsausbildung abgeschlossen haben, ab und befasst sich andererseits mit Auszubildenden für Gesundheits- und Krankenpflegeberufe, welche eine Organisation, beispielsweise im Zuge eines Praktikums, kennenlernen und sich deshalb für oder gegen eine Organisation entscheiden (Rimser; 2014: S.210). Obwohl Auszubildende oftmals, vor allem zu Beginn, einen ressourcentechnischen Mehraufwand für eine Organisation bedeuten, indem sie unter anderem Zeitressourcen von Mitarbeiter*innen und Führungskräften binden, zahlt sich die Investition dieser Ressourcen langfristig jedenfalls aus. Da Pflegepersonen bei der derzeitigen Arbeitsmarktsituation eine ergiebige Auswahl an Arbeitgeber*innen vorfinden, ist die Auseinandersetzung mit Auszubildenden eine gute Möglichkeit diese langfristig für einen Arbeitsplatz zu gewinnen (Rimser; 2014: S.210). In diesem Zusammenhang sollte eine Organisation oder einzelne Abteilungen zunächst evaluieren, welche Vorzüge und Maßnahmen bereits vorhanden sind um für Berufsanfänger*innen attraktiv zu sein. Dazu zählen strukturelle Rahmenbedingungen, wie das angewandte Arbeitszeitenmodell und das Gehaltsschema. Aber auch Faktoren wie das Arbeitsumfeld, das allgemeine Klima in einem Team, die gelebte Unternehmenskultur und die Gestaltung des eigenen Arbeitsplatzes sind hierbei ausschlaggebend. Außerdem stellt aktives Personalmarketing direkt vor Ort in den Ausbildungsstätten eine gute Maßnahme dar, um auf die Vorzüge der eigenen Organisation aufmerksam zu machen und für Fragen sowie Unsicherheiten der Auszubildenden greifbar zu sein (Rimser; 2014: S.210). In diesem Zusammenhang stellt die regelmäßige Präsenz auf Karriere- sowie Fachmessen eine weitere Möglichkeit dar, um auf die eigene

Organisation aufmerksam zu machen und sich so auch für unentschlossene Pflegepersonen oder Berufseinsteiger*innen attraktiv und interessant zu präsentieren (Rimser; 2014: S.211).

Forschungen der letzten Jahre zeigen, dass sich die Ansprüche junger Menschen sowohl an ihre jeweiligen Arbeitgeber*innen, als auch an die Organisation selbst verändert haben. So auch die Ergebnisse von Steckl et.al., welche sich konkret mit der Generation Z, also den Jahrgängen ab 1995, und deren Bedürfnissen befasst (Steckl, et.al. 2019: S.212). Diese Menschen stellen die derzeitigen Berufsneueinsteiger, Auszubildenden und die „junge Generation" der Berufstätigen dar. Entsprechend wirkt sich diese Veränderung von Prioritäten bei der Arbeitgeber*innenwahl auch auf den Recruitingprozess aus. Auffallend ist in diesem Zusammenhang, dass neben den am häufigsten gewählten Faktoren, wie der Bezahlung und der Sicherheit des eigenen Arbeitsplatzes, vor allem „softe Faktoren", wie ein harmonisches Betriebsklima, der soziale Rückhalt im eigenen Team, aber auch eine entsprechende Unterstützung durch die Organisation und die Anerkennung der eigenen Leistung, als bedeutend erachtet werden. Außerdem sind die individuellen Entwicklungsmöglichkeiten, in Form eines eigenen Mitentscheidungs- und Handlungsspielraumes, sowie die Möglichkeiten für die eigene Weiterbildung für diese Zielgruppe essentiell (Steckl, et.al. 2019: S.216). Mit dem Wissen um die Bedürfnisse der angesprochenen Zielgruppe, können die einzelnen Schritte und Inhalte des Recruitingprozesses gezielt geplant und eingesetzt werden.

Weiter ausgeholt beginnt das Recruiting junger Menschen für den Beruf der professionellen Gesundheits- und Krankenpflege entwicklungspsychologisch bereits viel früher, nämlich bei deren Berufswahl. Diese beginnt mit der **Phase der Fantasie**, in der Kinder Erfahrungen mit diversen Berufsfeldern sammeln, indem sie diesen in ihrem Umfeld begegnen und sich mittels

Rollenspielen mit der Familie oder anderen Kindern erstmals mit ihren beruflichen Möglichkeiten sowie Präferenzen auseinandersetzen. Aus diesem Grund werden hierbei oftmals „Alltagsberufe“ gewählt (Landes & Steiner,2013: S.160). In der darauffolgenden **Phase der Unentschlossenheit** beginnen Kinder, sich gedanklich genauer mit Berufen auseinander zu setzen. Hierbei gehen sie zunächst von ihren Interessen aus und ergänzen diese im Laufe ihrer Entwicklung mit neuen Erfahrungen zu den Berufen, sowie dem Wissen um notwendige Schulabschlüsse und Ausbildungen. Dabei werden die eigenen Fähigkeiten und Kompetenzen mit den tatsächlichen Anforderungen der präferierten Berufe genübergestellt, um die tatsächliche Eignung festzustellen (Landes & Steiner,2013: S.160). Zuletzt kommen Menschen auf ihrem Weg der Berufswahl in die **Phase des Realismus**. Denn im Zuge der persönlichen Entwicklung wird das eigene Bild der Berufe zunehmend realistischer, wodurch einige Berufe in die engere Auswahl kommen und andere wegfallen. Diese Wahl setzt zunächst den Fokus auf eine bestimmte berufliche Richtung voraus, um diese dann durch eine weitere Sammlung von Informationen zu konkretisieren, um letzten Endes eine passende Auswahl treffen zu können (Landes & Steiner,2013: S.160). Deshalb sollten Arbeitgeber*innen im Gesundheitswesen bereits hier ansetzen, indem sie aktiv in Ausbildungsstätten aller Altersklassen präsent sind und die Inhalte altersentsprechend greifbar aufbereiten sowie präsentieren. Des Weiteren stellen Plätze für sogenannte „Schnuppertage“ der Ausbildungsstätten, in der Praxis und deren aktive Einladungen, sowie entsprechende Präsentation des Arbeitsalltages von Schulklassen in die Organisation, weitere Möglichkeiten dar, um das Berufsbild der Pflege in der Öffentlichkeit mitzugestalten, ebenso um die potentiellen zukünftigen Pflegekräfte gezielt anzusprechen. Hierbei sollten Ausbildungsstätten für

Schüler*innen mit Sprachbarrieren aufgrund eines Migrationshintergrundes auf alle Fälle mitberücksichtigt werden (Landes & Steiner,2013: S.161).

Obwohl die Einstellung älterer Mitarbeiter*innen oftmals mit Stigmata behaftet ist, wie eine längere notwendige Einschulungsphase oder geringerer körperlicher und geistiger Leistungsfähigkeit, sollten personalverantwortliche Entscheidungsträger*innen dennoch Individualentscheidungen treffen. Denn die Arbeitsfähigkeit jeder Mitarbeiter*in lässt sich, unabhängig vom biologischen Alter der Person, in Teilaspekte, wie die Qualifikation, Erfahrung, Motivation und tatsächliche Leistungsfähigkeit, gliedern. Dementsprechend ist es sinnvoll für Organisationen die Rahmenbedingungen so zu gestalten, dass auch ältere Mitarbeiter*innen die Möglichkeit auf individuell angepasste Einschulungszeiten und Wertschätzung erhalten. Auf diese Weise wird es beispielsweise möglich, die langjährige und spezifische Erfahrung von älteren Bewerber*innen so im Unternehmen einzusetzen, dass vor allem junge Kolleg*innen von deren Erfahrung und geistiger Reife profitieren können (Rimser; 2014: S.216).

Ein weiteres Stigma in Bezug auf die Neueinstellung älterer Mitarbeiter*innen ist ein verhältnismäßig hohes Bruttogehalt. Dies gilt jedoch in Zusammenhang mit dem Alter von Mitarbeitenden meist nur dann, wenn diese bereits lange in einer Organisation beschäftigt sind, jedoch nicht zwangsläufig für Neueinstellungen. Eine automatische altersgebundene Entgeltgestaltung im Sinne des Senioritätsprinzips verstößt außerdem gegen die Gleichbehandlungsrichtlinie der Europäischen Union, welche seit November 2000 rechtskräftigt ist. Obwohl diese Regelungen primär zum Schutz von älteren Mitarbeiter*innen konzipiert war, kann sie in der Praxis ebenfalls einen Nachteil bei der Arbeitssuche darstellen, da dadurch die Personalkosten eines Unternehmens signifikant steigen würden. Es sollte dementsprechend das Ziel sein, eine möglichst flexible Entgeltpolitik in einer

Organisation zu etablieren, welche auf die Bedürfnisse der Mitarbeiter*innen aller Altersklassen gleichermaßen sinnvoll eingehen kann. Dies könnte Beispielsweise dasselbe Bruttogrundgehalt für neue Mitarbeitende in einem Unternehmen bedeuten mit einer individuell variierenden Anrechnung von vorhandenen Vordienstjahren. Die Rahmenbedingungen dafür sind im Sozial- und Arbeitsrecht geregelt (Rimser; 2014: S.217).

Ältere Bewerber*innen können für ein Unternehmen viel Potential mitbringen, wenn die strukturellen und organisatorischen Rahmenbedingungen dessen Einbindung in den pflegerischen Alltag ermöglichen. Denn gerade in der Pflege sind Fähigkeiten, wie soziale Kompetenzen und Lebenserfahrung, welche ein höheres biologisches Alter oftmals mit sich bringen, wertvolle Ressourcen für ein Team (Rimser; 2014: S.219).

Aufgrund der Arbeitsmarktsituation für Gesundheits- und Krankenpflege werden Arbeitgeber*innen im Gesundheitswesen zunehmend mit der Notwendigkeit konfrontiert, die operativen sowie strategischen Rahmenbedingungen so anzupassen, dass der Anteil der erwerbstätigen Pflegepersonen in der Organisation angehoben wird. Dazu zählt ebenso eine Unternehmenskultur, welche auf die Gesundheitsförderung aller Mitarbeiter*innen bis ins Pensionsantrittsalter abzielt, um sich auch nach den individuellen Bedürfnissen älterer Mitarbeiter*innen richten zu können. Auf diese Weise ist es möglich deren Fachexpertise sowie Erfahrung möglichst lange im Unternehmen einsetzen zu können, wodurch eine kontinuierliche Qualitätssicherung und -steigerung möglich bleibt und auch unbesetzte Dienstposten, aufgrund von Langzeitkrankenständen und ungeplanter Fluktuation, verringert werden können (Rimser; 2014: S.216).

In Zusammenhang mit nachhaltigem Personalmanagement, sowie der Aufrechterhaltung von pflegerischer Qualität, dem internen und externen

Personalmarketing, sowie den Leitbildern der eigenen Organisation, ist von einem dauerhaften Einsatz von Pflegepersonal, welches durch externe Personalanbieter*innen bezogen wird, abzusehen. Oftmals ist dies in der Praxis jedoch nur bedingt möglich (Hornung, 2013: S.42). Externe Personalanbieter*innen, im Sinne von auf Pflegepersonen spezialisierte Zeitarbeitsfirmen oder Personalleasingagenturen, stellen in der Praxis dennoch oftmals eine gute Quelle auf der Suche nach geeignetem Personal dar. Auf diese Weise bietet sich für Arbeitgeber*innen, sowie personalverantwortliche Mitarbeiter*innen vor Ort, aber auch die potentiellen Mitarbeiter*innen selbst, eine gute Möglichkeit an um einander im tatsächlichen beruflichen Alltag kennenzulernen. Daraus resultierend haben Unternehmen in weiterer Folge die Möglichkeit, jene Mitarbeiter*innen bewusst für eine Festanstellung in der eigenen Organisation zu gewinnen, welche sich in der Praxis bereits als professionelle Pflegepersonen und als Bereicherung für die Organisation, herauskristallisiert haben. (Rimser; 2014: S.213).

Die Grundlage für eine effiziente interne Postenbesetzung stellt eine langfristig gezielt gesteuerte Personaleinsatzplanung dar. Um diese erstellen zu können muss zunächst eine detaillierte IST-Standerhebung über die einzelnen Tätigkeits- und Einsatzbereiche in der eigenen Organisation, sowie die Qualifikationen, Ausbildungen, erworbenen Kompetenzen und die persönlichen Entwicklungswünsche aller Mitarbeitenden, erstellt werden. Sinnvoll ist es derartige Informationen ebenfalls in den Personalakten der Mitarbeitenden zu hinterlegen, um bei Bedarf darauf zurückgreifen zu können (Rimser; 2014: S.213). Wenn eine Stelle im Unternehmen dann neu besetzt werden soll ist es somit möglich zunächst intern zu prüfen, ob bereits bestehende Mitarbeitende, deren Arbeitsleistung und Entwicklungswünsche bekannt sind, zu dem gefragten Stellenprofil passt. Ist dies der Fall kann rechtzeitig, mittels gezielter Fort- und Weiterbildungen, damit begonnen werden, geeignete Mitarbeiter*innen für die vorgesehene Stelle zu entwickeln. Durch diese kontinuierlichen internen Entwicklungen kann langfristig gezielter Personalbedarf, gerade in Bezug auf fachliche Spezial- und Führungsaufgaben, gedeckt werden. Auf diese Weise entfallen oftmals anfallende Kosten durch eine Nicht- oder Fehlbesetzung von Positionen, sowie die Kosten für externe Ausschreibungen. Größere Organisationen haben in dieser Hinsicht mehr Ressourcen auf die sie zurückgreifen können als Unternehmen mit weniger Mitarbeitenden (Rimser; 2014: S.213).

Spätestens nachdem ein Stellenprofil erstellt, die Zielgruppe ausgewählt und in weiterer Folge eine konkrete Stellenausschreibung geschaltet ist, sollte die konkrete Planung eines klar strukturierten Personalauswahlprozesses beginnen. Folgende Fragen können bei der Gestaltung dieses Prozesses unterstützend herangezogen werden:

- Soll die definierte Bewerbungsfrist vollständig abgewartet werden oder werden die ersten Bewerbungsgespräch dann geführt, wenn geeignete Bewerbungen eingehen?
- Welche Person ist für die Rückmeldung an die Bewerber*innen über den Eingang der Unterlagen zuständig oder ist die Einrichtung einer automatischen Antwortmail auf eingehende Onlinebewerbungen möglich und sinnvoll?
- Gibt es eine definierte Person, welche für die Sichtung der eingegangenen Unterlagen zuständig ist und diese entsprechend vorselektiert?
- Gibt es einen Ablauf für die weitere Vorgehensweise für den Umgang mit geeigneten Bewerbungen im Sinne von telefonischen Vorabgesprächen zur Klärung offener Fragen, dem ersten

gegenseitigen Kennenlernen und die definierte Zuständigkeit einzelner Mitarbeitender oder Führungskräfte?

- Wer ist für die Einladung der Bewerber*innen für ein Vorstellungsgespräch zuständig und wer führt die Gespräche?
- Gibt es einen strukturierten Ablauf bei der Durchführung der Bewerbungsgespräche und wie werden diese dokumentiert?
- Ist das Auswahlprozedere mehrstufig? Wenn ja, wer nimmt an welchem Gespräch teil und ist ein Probearbeitstag sinnvoll beziehungsweise möglich?
- Besteht die Notwendigkeit den Zwischenstand der Bewerbungen zu kommunizieren? Wenn ja wer ist zuständig und an wen gehen diese Informationen?
- Ist eine Person definiert, die den Bewerber*innen die Zu- oder Absagen mitteilt und wie geschieht dies?
- Inwiefern, zu welchem Zeitpunkt und wie wird die organisationsinterne Interessensvertretung miteinbezogen (Hornung, 2013: S. 39,41)?

Die Aufgabenfelder und Anforderungen im Recruiting neuer Mitarbeitender verändern sich durch die sich wandelnden Rahmenbedingungen stetig. Aus diesem Grund wird es zunehmend wichtig für Organisationen, entsprechende interne Recruitingressourcen und -kompetenzen aufzubauen, um den aktuellen Anforderungen im Sinne des Unternehmens gerecht werden zu können und trotz der Arbeitsmarktlage dennoch weiterhin erfolgreich passende Mitarbeiter*innen lukrieren zu können. Neben den klassischen Aufgaben des Recruitings, wie der Planung und Durchführung von Bewerbungsgesprächen, werden neue Aufgaben zunehmend bedeutender. Dazu zählen beispielsweise gezieltes Bewerbungsmanagement, Active

Sourcing oder die direkte Zielgruppenadressierung. Abhängig von der Größe einer Organisation ist es sinnvoll, wenn, zusätzlich zu den oberen Führungsebenen, eine kompetente Ansprechperson vorhanden ist, welche sich ausschließlich dem Recruiting potentieller Mitarbeiter*innen widmet. Diese sogenannten Recruiter*innen stellen entsprechend die erste Kontaktperson für Bewerber*innen dar und vertreten in diesem Zusammenhang die Organisation nach außen hin. Die entsprechende Person ist deshalb auch maßgeblich für die Außenbildwirkung und Maßnahmen des Employer Brandings eines Unternehmens mitverantwortlich (Rosenberger, B.; 2021: S.262).

Zu den wichtigsten Aufgaben von Recruiter*innen gehören die Anzahl sowie Qualität der Bewerbungen, genauso wie die Zufriedenheit einzelner Fachbereiche mit den ausgewählten Bewerber*innen. In diesem Sinne leistet erfolgreiches Employer Branding einen wichtigen Beitrag, denn umso bekannter eine Organisation im positiven ist, desto mehr Bewerbungen stehen zur Auswahl. Außerdem ist es erfolgsversprechend, den Bewerbungsprozess innerhalb der Organisation einheitlich festzulegen sowie zu optimieren, um die Personalauswahl zu beschleunigen und zu professionalisieren. Langfristig wird es dadurch möglich, effektiver neue Mitarbeitende für das Unternehmen zu lukrieren, die Kosten für den Bewerbungsprozess zu minimieren und somit unbesetzte Stellen erfolgreicher zu vermeiden (Rosenberger, B.; 2021: S.262).

Neben den fachlichen Kompetenzen, wie Strukturierungs-, Organisations- und Zeitmanagement, muss eine Person, welche für das Recruiting in einer Organisation zuständig ist, vor allem ausgeprägte Soft Skills mitbringen. Denn sowohl die persönliche, als auch digitale Kommunikationskompetenz, sowie Empathie und die Fähigkeit ein Netzwerk aufzubauen, sind essentiell für den Erfolg bei der Lukrierung neuer Mitarbeiter*innen. Ebenfalls spielen eine gute Menschenkenntnis, sowie die Fähigkeit aktiv zuzuhören, eine Rolle in der Besetzung von Recruiter*innen. Darüber hinaus ist ein möglichst aktueller Überblick über die aktuelle Bewerbungssituation sowie die Arbeitsmarktsituation, essentiell um gegebenenfalls mit entsprechenden Maßnahmen auf aktuelle Herausforderungen reagieren zu können. Eine gute interne Vernetzung und ein entsprechendes Standing in der Organisation sind ebenfalls von Bedeutung. Je besser die rekrutierende Person die internen Abläufe der einzelnen Bereiche und die Gegebenheiten in den Teams kennt, desto besser funktioniert die bereichsübergreifende Zusammenarbeit und umso besser kann die qualitativ hochwertigste Personalauswahl getroffen werden. Wenn dies gelingt zeigen sich nicht nur positive Auswirkungen auf die Qualität, sondern auch die Wahrscheinlichkeit sinkt stark, dass die Stelle in näherer Zukunft wieder unbesetzt wird (Rosenberger, B.; 2021: S.263).

2.4 Employer Branding

Der Begriff Employer Branding, ins Deutsche übersetzt Arbeitgebermarke, stellt einen Teilbereich des sogenannten Corporate Branding dar, was die englische Bezeichnung für die sogenannte „Unternehmensmarke“ ist. Abhängig von der Quelle gibt es verschiedene Definitionen von Employer Branding. Die am häufigsten genutzte beschreibt es als eine identitätsbasierte Entwicklung und Positionierung der Organisation als attraktive und authentische Arbeitgeber*innen, welche sowohl innerhalb als auch außerhalb des eigenen Unternehmens so wahrgenommen werden (Kriegler, W.,2018: S.23). Als Teilbereich des Corporate Brandings befasst es sich mit dem Aufbau und der Etablierung der eigenen Unternehmensmarke, um diese sowohl für die Mitarbeitenden der eigenen Organisation, als auch für spezielle Zielgruppen auf dem Arbeitsmarkt wirksam zu gestalten. Damit bildet es eine entscheidende Grundlage für positives Marketing und einen potentiellen Vorteil im direkten Vergleich mit anderen Arbeitgeber*innen (Kriegler, W.,2018: S.24). Auf dieser Grundlage ist das Ziel von Employer Branding dementsprechend immer die Bildung einer eigenen Arbeitgebermarke. Dennoch ist es nicht mit Personalmarketing gleichzusetzen, da weit mehr Handlungsfelder mitbedacht und bearbeitet werden. Generell handelt es sich hierbei um einen gesamten Prozess der Organisations- und Identitätsentwicklung. Entsprechend sind Marketingprozesse miteinbezogene Unterthemen des Employer Brandings in einer Organisation (Kriegler, W.,2018: S.26).

Employer Branding zielt auf die Bildung einer eignen Arbeitgebermarke ab. Erfolgreich erreicht wurde dieses Ziel von einem Unternehmen dann, wenn für die relevanten Berufsgruppen ein einheitliches Bild mit entsprechenden Werten entstanden ist, welches deutlich von anderen Arbeitgeber*innen unterschieden wird. Dieses Bild wird als sogenanntes Image bezeichnet und dessen Etablierung innerhalb der eigenen Organisation, sowie bei den externen Zielgruppen, dauert drei bis fünf Jahre und verlangt konsequentes Employer Brand Management. Entsprechend muss ein Unternehmen zunächst das gewünschte Zielbild für sich klar definieren. Erst dann kann dieses, im Rahmen des entsprechenden Prozesses, in Folge zu einem klar abgrenzbaren Vorstellungsbild, sowohl für die eigenen Mitarbeitenden als auch nach außen hin, umgesetzt werden. So stellt eine Ist-Standanalyse der eignen Organisation den Start dieses Prozesses dar, indem es die aktuelle Arbeitgeber*innenposition erhebt und abbildet. Die erfolgreiche Arbeitgeberpositionierung, auch Employer Value Proposition genannt, wird durch folgende drei Faktoren erkennbar:

- Die EVP wird von der Mehrheit der Mitarbeitenden und Führungskräfte einer Organisation als authentisch wahrgenommen und entsprechend umgesetzt.
- Innovationen, welche die obersten Führungsebenen für die Zukunft des Unternehmens planen werden mitgetragen und bewirken in der Praxis die gewünschten Veränderungen.
- Das eigene Unternehmen ist auf dem Arbeitsmarkt ganz klar von den Mitbewerber*innen differenzierbar (Kriegler, W.,2018: S.27).

Auf die Anfangsphase der Marktanalyse und der eigenen IST-Standerhebung folgen die Markenimplementierung und zuletzt die Markteinführung mit dem entsprechenden Markenmanagement sowie den dazugehörigen Kennzahlen. Doch selbst wenn eine Organisation gezielte Maßnahmen sowie Ressourcen für das Employer Branding aufbringt, wird dies nur dann erfolgreich sein, wenn von Beginn an ein klar definiertes und transparentes Bild und damit auch Ziel entsteht, wie sich ein Unternehmen positionieren möchte. So sollte weder mit selbstverständlichen Leistungen, noch mit austauschbaren Slogans gearbeitet werden, sondern gezielt dargestellt werden was eine Organisation besonders macht um dadurch eine eigene Arbeitgeber*innenmarke zu werden (Kriegler, W.,2018: S.28). In der Implementierungsphase der eigenen Employer Brand sollten unbedingt interne, sowie externe Faktoren gleichermaßen berücksichtigt werden (Kriegler, W.,2018: S.33).

Das eigene Corporate Branding und damit auch Employer Branding sind ein wertvolles Instrument in der strategischen Unternehmensführung, da sie auf den strukturellen Grundlagen wie Leitbildern, der generellen Wertehaltung, den festgelegten Zielen und Strategie aufbauen. Aus diesem Grund ist die erfolgreiche Positionierung der Arbeitgebermarke, innerhalb des eigenen

Unternehmens, ein wichtiges Instrument und fördert auch innerhalb der Organisation die Erreichung der Ziele. Denn wenn die Wertehaltung, aber auch die strategischen Ziele und Grundlagen, klar beschrieben und an die Mitarbeitenden kommunizierbar sind, können sie entsprechend verschriftlicht und greifbar gemacht werden. Denn die informellen Faktoren in einer Organisation sind weit bedeutender als formelle Grundlagen, wenn es um die Effektivität sowie den Erfolg des Employer Brandings geht (Kriegler, W.,2018: S.30). So sorgen einheitliche gelebte Werte in einem Unternehmen dafür, dass sich die Mitarbeitenden mit der Unternehmenskultur identifizieren können. Dadurch wird die Arbeitgeber*innenmarke als authentisch, inspirierend und motivierend wahrgenommen, wodurch sie von anderen klar unterschieden wird. Eine einheitlich gelebte Wertkultur steht in keinem Zusammenhang mit der Größe, den Standorten oder Anzahl an Mitarbeitenden, einer Organisation. Wenn jedoch mehrere Organisationen oder einzelne Teilbereiche zusammengeführt werden sollen, bedarf dies einerseits eine gute strategische Planung und transparente Kommunikation an die Mitarbeitenden und andererseits eine Kultur, welche Respekt vor den Unterschieden der einzelnen Strukturen fordert. Diese Würdigung der Unterschiede bildet die Basis, damit die Mitarbeiter*innen, im Laufe der folgenden Jahre dadurch eine gemeinsame Wertebasis und Identität der Organisation spüren. Diese subjektiv empfundene Identifikation der einzelnen Mitarbeitenden, steigert nicht nur die Mitarbeiterbindung sowie Arbeitsleistung, sondern wirkt sich auch positiv auf das Recruiting neuer Mitarbeiter*innen, sowie die ungeplante Fluktuationsrate aus (Kriegler, W.,2018: S.31).

Der externe Aspekt des Employer Brandings setzt sich aus den Zielgruppen einer Organisation, den Mitbewerber*innen auf dem Arbeitsmarkt und Umfeldfaktoren zusammen. Neben der demografischen Entwicklung und den sich regelmäßig ändernden rechtlichen sowie politischen Rahmenbedingungen, sollte auch der Globalisierungseffekt und die technischen Entwicklungen in Bezug auf die Umweltfaktoren mitberücksichtigt werden. Den wichtigsten externen Faktor für die Entwicklung und Etablierung einer eigenen Arbeitgeber*innenmarke, stellt die Zielgruppe des Unternehmens dar. Die Präferenzen sowie die Werteorientierung der aktuellen Zielgruppe ist zwar ein wichtiger Bestandteil der IST-Standanalyse der eigenen Organisation, jedoch sollte sich eine Organisation bei der Bildung der eigenen Employer Brand nicht ausschließlich nach aktuellen Präferenzthemen richten, sondern ein eigenständiges Image als Arbeitgeber*in aufbauen. Denn zum einen können sich Präferenzen wie, beispielsweise Karrierechancen und Jobsicherheit, rasch ändern. Zum anderen sind die Anforderungen und Bedürfnisse von Bewerber*innen immer auch von zeitgeistlichen Einflüssen, wie der Arbeitsmarktpsychologie und der wirtschaftlichen aktuelle Lage abhängig (Kriegler, W.,2018: S.32).

Die Wertehaltung und das Leitbild einer Organisation dürfen alleine aus dem Grund nicht von zeitgeistigen Faktoren abhängig sein, da das Employer Branding stets alle Zielgruppen ansprechen sollte. Dies ist nur übergreifend möglich, wenn die eigene Organisation ihre Arbeitgeber*innenmarke langfristig und damit auch eine normative Grundlage definiert. Die bewusste Ansprache aller Zielgruppen beinhaltet einige Faktoren, welche in der Arbeitgeber*innenkommunikation zielgruppengenau mitgedacht werden können. So sind beispielsweise auch der gefragte oder gebotene Erfahrungsgrad, die hierarchische Anordnung innerhalb der Organisation, oder die individuellen Entwicklungschancen Themen, welche bei der Differenzierung des Employer Brandings gezielt angesprochen werden können. Die aktuelle Werteorientierung der angesprochenen Zielgruppe ist dennoch relevant, vor allem bei der Planung von Attraktivitätsmerkmalen der Organisation oder Benefits wie beispielsweise Gesundheitsvorsorge oder flexiblen Arbeitszeitenmodellen. Denn je nachdem welche Bedürfnisse Generationen der Zielgruppe aktuell haben, kann gezielt in entsprechende Maßnahmen investiert werden, um somit einerseits die Zufriedenheit der Mitarbeitenden aufrecht zu erhalten, sowie andererseits auf potentielle Bewerber*innen attraktiv zu wirken (Kriegler, W.,2018: S.33).

Ein Medium welches zunehmend nicht mehr aus der Arbeitgeber*innensuche und -wahl wegzudenken ist, stellen Social Media Kanäle dar. Mittlerweile informiert sich ein großer Anteil der, für Unternehmen im Gesundheitswesen interessanten Zielgruppen, wie beispielsweise Absolvent*innen von Fachhochschulen oder Führungskräfte, intensiv auf diversen Social Media Kanälen über potentielle Arbeitgeber*innen oder Karrierethemen. Um auf diesem Feld ein ansprechendes Image seiner Arbeitgeber*innenmarke gestalten zu können ist es von Bedeutung, nicht einfach nur auf diesen Kanälen präsent zu sein, sondern systematisch die vorab definierten Ziele des eigenen Employer Brandings zu verfolgen (Rosenberger, B.; 2021: S.365). Der Begriff Social Media Employer Branding beschreibt die Rückmeldungen zu einem Unternehmen, sowie das Bild, dass Menschen von einer Organisation haben. Entsprechend sind zunehmend nicht mehr nur die intern autorisierten Vertreter*innen der Organisation für die Employer Brand verantwortlich. Dies bedeutet, dass die Wahrnehmung der Arbeitgeber*innenmarke auch durch die persönliche Einstellung diverser Mitarbeitender, als Multiplikatoren von Informationen, mitgestaltet wird. In den Sozialen Medien gibt es eine große Anzahl dieser Multiplikatoren auf verschiedenen Plattformen. Entsprechend wichtig ist es, dass Unternehmen eben dort eine authentische Arbeitgebermarke kreieren und präsentieren um dennoch zu überzeugen (Rosenberger, B.; 2021: S.364). Der Erfolg von

Social Media Employer Branding Maßnahmen spiegelt sich im Interesse und den Rückmeldungen der Zielgruppen wieder. Stimmt diese Realisierung nicht mit den Zielen der Organisation überein, kann ein Grund dafür darin bestehen, dass nicht alle gewünschten Inhalte, in vollem Umfang für die Zielgruppen zur Verfügung stehen. Dazu können vor allem Inhalte wie ehrliche Erfahrungsberichte, die Strategie sowie die Vision der Organisation zählen. Außerdem ist hierbei die Konsistenz der Inhalte wichtig. Denn diese sollten auf jeden Fall mit dem sonstigen Auftreten der Organisation, sowohl intern als auch nach außen, übereinstimmen. Da das Thema des Social Media Employer Brandings derzeit gerade im Gesundheitswesen noch ganz am Anfang steht, gibt es derzeit kein klares Best-Practice. Dennoch zeichnen sich die oben genannten Faktoren derzeit als erfolgsbringend ab und der wesentliche Erfolgsindikator ist die effektive Erreichung und Resonanz der angesprochenen Zielgruppen (Rosenberger, B.; 2021: S.366).

3 Einflussfaktoren auf die Arbeitgeber*innenwahl in der Gesundheits- und Krankenpflege

Das folgende Kapitel definiert Arbeitgeber*innenattraktivität, sowie den Prozess des Onboardings und die Einschulung neuer Gesundheits- und Krankenpflegepersonen in einem Unternehmen, mit den dazugehörigen konkreten Maßnahmen und Risiken. Außerdem wird die Bedeutung der Führungskräfte, sowie bereits bestehender Mitarbeitenden, in Zusammenhang mit der Integration neuer Mitarbeiter*innen dargestellt. Außerdem werden strukturelle Rahmenbedingungen, wie beispielsweise die Organisationskultur, Kommunikationsstrukturen sowie Gesundheitsförderung, in Zusammenhang mit der Arbeitgeber*innenwahl von Pflegepersonen behandelt. Außerdem wird die Bedeutung der persönlichen Kompetenzen und des Handlungsspielraumes in Zusammenhang mit der Arbeitgeber*innenwahl, aber auch der Arbeitszufriedenheit behandelt. Zuletzt wird die Rolle von strukturellen Rahmenbedingungen wie Leitbildern, sowie der Stellenwert der persönlichen Aus- und Weiterentwicklungsmöglichkeiten in Zusammenhang mit der Arbeitgeber*innenwahl, abgebildet.

3.1 Arbeitgeber*innenattraktivität

Aufgrund der aktuellen Arbeitsmarktsituation, in der kompetentes Fachpersonal zur Nachbesetzung von Stellen immer seltener wird und die Konkurrenz durch andere Organisationen und teilweise sogar andere Standorte innerhalb desselben Unternehmens größer wird, gewinnt die Arbeitgeber*innenattraktivität zunehmend an Bedeutung. Entsprechend hoch ist ihr Stellenwert in der Personalarbeit (Ewerlin, et.al.; 2016: S.8). Der Begriff Arbeitgeber*innenattraktivität beschreibt die Anziehungskraft welche eine

Organisation, beziehungsweise Arbeitgeber*innen, aufgrund von verschiedenen spezifischen Aspekten auf potentielle Bewerber*innen haben. Diese Definition zeigt, dass die Tätigkeiten und Strukturen von Organisationen als Einflussfaktoren bedeutend sind (Lohaus & Rietz, 2020: S.88). Das Konstrukt der Arbeitgeber*innenattraktivität hat das Ziel, extern für eine hohe Anzahl an Bewerbungen zu sorgen und sollte sich auch organisationsintern an einer geringen Fluktuationsrate der bestehenden Mitarbeitenden widerspiegeln. Die Faktoren, welche die Tätigkeit in einer Organisation erstrebenswert machen, beziehen unterschiedliche Themenfelder mit ein. So sind beispielsweise karriereorientierte oder monetäre Faktoren, wie das Gehalt oder die Aufstiegschancen innerhalb eines Unternehmens, alleine keine Garantie dafür, dass eine Organisation als attraktiver Arbeitgeber angesehen wird (Ewerlin, et.al.; 2016: S.9). Zusätzlich spielen nämlich Soft Facts, wie die Wertehaltung einer Organisation oder die Möglichkeit das Privat- und Berufsleben selbstbestimmt zu vereinbaren, eine große Rolle und werden zunehmend bedeutungsvoller bei der Wahl von Arbeitgeber*innen. Obwohl es verschiedene Studien zum Thema Arbeitgeber*innenattraktivität gibt, bleibt weitestgehend offen wie diese einheitlich gemessen werden kann. Die beiden am ehesten geeigneten und genutzten Möglichkeiten in der Forschungspraxis sind zum einen die Darstellung durch die Korrelation zwei, voneinander unabhängiger, Faktoren und zum anderen die Rate der Bewerbungsabsichten. Doch auch hierbei zeigt sich, dass die Faktoren, durch welche Arbeitgeber*innen als attraktiv empfunden werden, nicht zwangsläufig mit den Gründen für die tatsächlichen Bewerbungen übereinstimmen. Denn die Arbeitgeberattraktivität bildet, eher passiv betrachtet, die Anziehungskraft auf potentielle Bewerber*innen ab, während die Bewerbungsrate die tatsächliche Intention darstellt, seine Arbeitskraft, in Form von aktiven Handlungen, in ein Unternehmen zu investieren. Eine genaue Messmethode bleibt daher weitestgehend offen (Ewerlin, et.al.; 2016: S.9).

Außerdem ist das Rekrutierungsziel aus Sicht des Unternehmens nicht möglichst viele, sondern qualitativ geeignete Bewerbungen zu erhalten. Dementsprechend wichtig ist es, die eigenen Personalmanagementmaßnahmen konkret auf die angesprochene Zielgruppe auszurichten. Im Idealfall gelingt es einer Organisation, durch einen erfolgreichen Employer Branding Prozess, von der Öffentlichkeit als attraktiver Arbeitgeber wahrgenommen zu werden und dennoch gezielt nur jenen Personen den Anreiz für eine aktive Bewertung zu liefern, welche der tatsächlichen Zielgruppe entsprechen. Diese getrennte Betrachtungsweise der Arbeitgeber*innenattraktivität ermöglicht Organisationen einen gezielteren und ressourcenschonenderen Einsatz von Maßnahmen zur Luktration, Selektion und Bindung von Mitarbeitenden (Ewerlin, et.al.; 2016: S.9). Da die Entstehung von Arbeitgeber*innenattraktivität also multifaktoriell ist, zeigt die folgende Abbildung das Modell zur Entstehung von Arbeitgeber*innenattraktivität von Lohaus & Rietz (2020:S.90), in Abbildung 3, um zu veranschaulichen, welche Themen in diesem Zusammenhang Beachtung finden sollten.

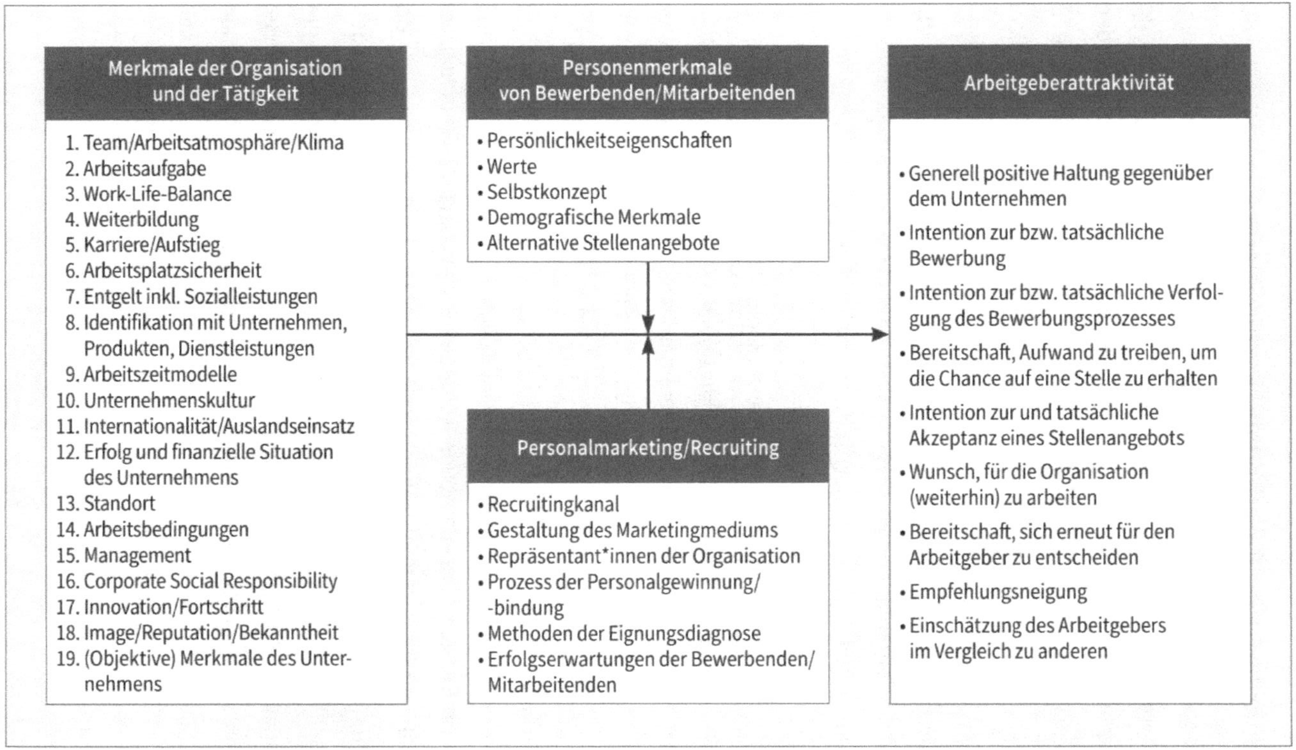

Abbildung 3: Modell zur Entstehung von Arbeitgeber*innenattraktivität

3.2 Onboarding und Einarbeitung in der Pflege

Onboarding beschreibt den Eingliederungs- und Einarbeitungsprozess neuer Mitarbeitender in einer Organisation und bedarf, abhängig von der Berufsgruppe und dem Bereich in dem diese eingeschult werden, unterschiedliche Maßnahmen sowie Ressourcen. Das Ziel jeder Führungskraft in diesem Zusammenhang sollten die schnellstmögliche Integration und der sinnvolle Einsatz neuer Mitarbeiter*innen in deren geplantem Tätigkeitsfeld sein. Jedoch gestaltet sich dies ohne gut strukturierte Vorgehensweise meist wenig erfolgreich, da nicht nur die Qualität der Arbeit darunter leidet, sondern viele neue Mitarbeitende in den ersten Monaten nach Dienstantritt die Organisation wieder verlassen. Dies ist umso mehr der Fall, wenn mehrere Beschäftigte zur gleichen Zeit in einen neuen Bereich eingegliedert werden sollen (Müller-Vorbrüggen & Radl; 2016: S.281). Da strukturelle Rahmenbedingungen vor allem in Zeiten großer Unsicherheiten wichtig sind, spielen sie sowohl für das bestehende Team als auch die neuen Kolleg*innen, eine entscheidende Rolle für den Erfolg der Einarbeitung. Dies gilt nicht nur für Mitarbeitende die gänzlich neu in einer Organisation beginnen, sondern ebenfalls für jene, welche innerhalb dieser in einen neuen Bereich oder ein neues Aufgabenprofil wechseln. Grundsätzlich gilt, je mehr sich eine Organisation sowie deren Mitarbeitende aktiv an der strukturierten Eingliederung und Begleitung neuer Kolleg*innen beteiligen, desto schneller gelingt auch die Anpassung an die neuen Gegebenheiten und die gewünschte Arbeitsleistung sowie -qualität wird erbracht. Gelingt dies nicht, kann es dadurch zur Frustration der neuen Mitarbeitenden kommen, welche zu Widerständen oder stillschweigender Akzeptanz und damit ebenfalls zu verringerter Leistung führen (Müller-Vorbrüggen & Radl; 2016: S.281).

Da Onboarding weit mehr beinhaltet als nur die Auswahl von Bewerber*innen und Aufnahme von Mitarbeitenden am ersten Arbeitstag, ist es für den langfristigen Erfolg von Organisationen im Gesundheitswesen wichtig, dies im Sinne eines Prozesses zu planen und zu implementieren. Denn für den ersten Eindruck bekommt man keine zweite Chance (Müller-Vorbrüggen & Radl; 2016: S.283). Grundsätzlich sollten die Rahmenbedingungen des Einarbeitungsprozesses klar definiert sein indem die Zeitspanne und konkrete Ziele, gemeinsam mit den neuen Mitarbeitenden, SMART formuliert werden. Darüber hinaus stellen regelmäßige Feedbackgespräche die mit den, für die Einarbeitung betrauten Kolleg*innen, aber auch mit der zuständigen Führungskraft stattfinden, eine Maßnahme dar,um Spannungen frühzeitig aus dem Weg zu räumen und Rückmeldung über die Arbeitsleistung, aber auch über die Außenwirkung im Team zu geben (Brenner, D.; 2020: S.16). Um das Ziel des Onboardings, die bestmögliche Integration von Mitarbeitenden in neuen Stellen, zu erreichen wird der Onboardingprozess in folgende fünf Schritte gegliedert:

1. Die **Auswahl**, auch **Selection** genannt, von Mitarbeitenden ist der Prozessbeginn des Onboaring Prozesses und überschneidet sich, in Bezug auf die entsprechenden Maßnahmen der Personalauswahl, im Idealfall zu einem großen Teil mit dem Recruitingprozess der Organisation. Dazu gehört die Erstellung des Anforderungsprofils, welche zwar sämtliche Voraussetzungen für die Idealbesetzung der gewünschten Stelle beinhalten sollte, jedoch in der Praxis an die tatsächlichen Ressourcen angepasst wird, indem es mit den Profilen der Bewerber*innen abgeglichen wird (Brenner, D.; 2020: S.8). In dieser Phase sollte, im Rahmen des Auswahlprozesses, vor allem sowohl die Erwartungshaltung der Organisation, aber auch die der Bewerber*innen transparent und ehrlich kommuniziert werden. Hierzu ist es, neben

persönlichen Gesprächen, auf jeden Fall empfehlenswert einen Orientierungstag zu vereinbaren an dem die Bewerber*innen die Möglichkeit bekommen, in ihren tatsächlichen Tätigkeitsbereich Einblick zu gewinnen (Müller-Vorbrüggen & Radl; 2016: S.283). Auf diese Weise bietet sich auch die Gelegenheit die Mitglieder des bereits bestehenden Teams in den Entscheidungsprozess einzubinden um die notwendige Akzeptanz für erfolgreiches Onboarding zu erhöhen und gleichzeitig die Erwartungshaltung der Bewerber*innen kennenzulernen und auf Realisierbarkeit zu überprüfen. Durch die Miteinbeziehung der Mitarbeitenden wird ihnen von der Führung ebenfalls die Mitverantwortung für die erfolgreiche Einarbeitung und Integration der neuen Kolleg*innen übertragen (Brenner, D.; 2020: S.9).

2. Der zweite Prozessschritt ist das sogenannte **Preboarding**. Zwischen dem Abschluss des Dienstvertrages oder einer bindenden Zusage und dem tatsächlichen Dienstantritt liegen oftmals noch einige Wochen oder sogar Monate. Demensprechend ist es bereits in dieser Phase empfehlenswert neue Mitarbeiter*innen miteinzubinden und diese somit frühzeitig abzuholen. Durch diesen frühzeitigen Bindungsaufbau wird das Risiko geringer, dass sich diese vor Dienstantritt doch noch umentscheiden und das Risiko wird geringer, dass diese an ihrem ersten Tag unangekündigt nicht erscheinen. Denn bei Berufsgruppen wie der Pflege, welche auf dem derzeitigen Arbeitsmarkt eine große Auswahl an Arbeitgeber*innen haben, beträgt die Wahrscheinlichkeit, dass Bewerber*innen den Dienst ohne Vorabinformation nicht antreten aktuell bis zu 30 Prozent (Brenner, D.; 2020: S.9). Ein gut strukturierter Ablauf im Sinne der Recruiting Maßnahmen könnte in diesem Zusammenhang beispielsweise ein Mitarbeiter*innenhandbuch beinhalten. Dieses wird den zukünftigen Mitarbeitenden bei Vertragsabschluss ausgehändigt und

enthält, neben einer persönlichen Willkommensbotschaft oder -karte, alle wichtigen Informationen über die Organisation die für die ersten Tage wichtig sind. So haben die zukünftigen Mitarbeitenden etwas in der Hand mit dem sie sich auseinandersetzen und vorbereiten können. Wird ein derartiges Handbuch am ersten Tag erst ausgehändigt sinkt die Wahrscheinlichkeit, dass es vollständig gelesen wird, da viele Eindrücke auf die neuen Kolleg*innen einwirken. Eine weitere Möglichkeit, wenn die Zeitspanne entsprechend lang ist, sind persönliche Anrufe oder Emails, welche entweder die rekrutierende Person oder die direkte Führungskraft, mit den aktuellen Informationen aus dem zutreffenden Bereich, versendet (Müller-Vorbrüggen & Radl; 2016: S.285). Finden in dieser Phase Abteilungsveranstaltungen, wie Teambesprechungen oder Weihnachtsfeiern, statt, ist es sinnvoll die künftigen Mitarbeitenden hierbei bereits miteinzubeziehen und somit auch diese Möglichkeit der Integration in das bestehende Team zu nutzen. Eine weitere Variante der Vorabinformation stellen organisationsinterne E-Learning Plattformen mit den Themen der Einarbeitung dar (Brenner, D.; 2020: S.10).

3. Der dritte Abschnitt ist das **Onboarding** neuer Mitarbeitender selbst. Dieser Prozessschritt beschreibt konkret die Phase des tatsächlichen Dienstantritts und die erste Woche. Auch hier zählt erneut der erste Eindruck, den neue Mitarbeitende von der Organisation und ihrem Bereich gewinnen. In dieser Zeit sind gut strukturierte Rahmenbedingungen mit entsprechenden Nachschlagewerken und Checklisten wichtig um einen Überblick zu erhalten, wo sich die neuen Mitarbeiter*innen in ihrer Einarbeitung gerade befinden und um sicher zu gehen, dass alle Informationen übermittelt werden (Müller-Vorbrüggen & Radl; 2016: S.287). Das Onboarding lässt sich in die drei wesentlichen Kompetenzbereiche der fachlichen, werteorientierten und sozialen

Integration aufgliedern. Ziel der fachlichen Einarbeitung ist es, dass sich neue Mitarbeitende einerseits Kenntnisse über die Organisation und andererseits über den konkreten Arbeits- sowie Tätigkeitsbereich aneignen. Hierzu zählen beispielsweise konkrete Ansprechpersonen, interne Prozessabläufe sowie die Umsetzung des eigenen Faktenwissens bei den konkreten Arbeitsaufgaben (Brenner, D.; 2020: S.11). Die werteorientierte Integration vermittelt die Ziele, Leitbilder und die Wertehaltung der gesamten Organisation, aber auch des eignen Bereiches. Hierbei entwickelt sich auch das Selbstverständnis der neuen Mitarbeitenden in Zusammenhang mit der Organisation. Diese Werteentwicklung ist jedoch ein langwierigerer Prozess für den diese Phase den Grundstein bildet. Aus diesem Grund ist dieser Kompetenzbereich wohl der komplexeste in Bezug auf die Einarbeitung, denn wenn die Wertehaltung der Mitarbeitenden nicht mit der des Unternehmens in Einklang gebracht werden kann, ist dies, auch bei einem gut strukturierten und ausgeführten Einarbeitungsprozess, der häufigste Grund für eine Beendigung des Arbeitsverhältnisses (Brenner, D.; 2020: S.12). Im Zuge der sozialen Integration machen sich die neuen Mitarbeiter*innen mit ihrem Team und dem neuen Arbeitsumfeld vertraut. Der Umgang mit der Führungskraft, den Kolleg*innen, aber auch mit den Bewohner*innen oder Patient*innen entwickelt sich durch den Umgang miteinander allmählich. In dieser Phase erarbeiten sich neue Mitarbeitende ihre persönliche zwischenmenschliche Position in ihrem Team, aber auch in Zusammenhang mit anderen Bereichen der Organisation und finden so ihren Platz in der Gemeinschaftsstruktur. Eine erfolgreiche und abgeschlossene soziale Integration ist an einem empfundenen Wir-Gefühl sowohl seitens der neuen Mitarbeiter*innen als auch des Teams zu erkennen. Beginnen mehrere neue Mitarbeitende in einem Team sind gezielte Teambuildingmaßnahmen oder Team Coachings empfehlenswert um ernsthafte Konflikte zu vermeiden (Brenner, D.; 2020: S.11).

4. In der Phase der **Acceleration**, welche üblicherweise während der ersten sechs Monate der Einschulung stattfindet, befinden sich neue Mitarbeitende auch gesetzlich noch in der Probearbeitszeit, weshalb beide Seiten zu dieser Zeit noch die Möglichkeit haben die Zusammenarbeit mit verkürzten Fristen einfach zu beenden. Ist dieser Schritt jedoch notwendig, deutet es darauf hin, dass bereits in den vorangegangenen Phasen des Onboardingprozesses sowie im Recruitingprozess, Fehler gemacht wurden. Dies sollte jedoch nicht dazu führen, dass das Arbeitsverhältnis um jeden Preis aufrechterhalten wird, da ansonsten die Pflege- und Betreuungsqualität, aber auch die Gesamtleistung im Team maßgeblich beeinträchtigt werden kann. Aus diesem Grund sind während dieser Zeit nicht nur weiterhin regelmäßige Feedbackgespräche wichtig, sondern auch gezielte Mitarbeiter*innengespräche und Leistungsbeurteilungen, um die gegenseitige Erwartungshaltung anzugleichen und zu überprüfen ob diese noch übereinstimmt (Müller-Vorbrüggen & Radl; 2016: S.293).
5. Der letzte Prozessschritt im Onboardingprozess ist das **Training und Development**. In dieser Phase wird der bisherige Verlauf des Einarbeitungsprozesses evaluiert und wenn diese erfolgreich abgeschlossen sind, was daran zu erkennen ist, dass die Mitarbeitenden alle notwenigen Kompetenzen erwerben konnten und die Erwartungen sowie vereinbarten Ziele für beide Seiten erfüllt werden konnten, sollte der Übergang zu Maßnahmen der Mitarbeiter*innenbindung sowie Entwicklung fließend sein (Müller-Vorbrüggen & Radl; 2016: S.293).

Die Grundlage für ein Team, dass die Ziele einer Führungskraft mitträgt und umsetzt, ist gewissenhafte Personalarbeit. Diese beginnt beim Recruiting und der Auswahl neuer Mitarbeiter*innen und ist vor allem während des Onboardingprozesses entscheidend. Da fachlich kompetente und motivierte Mitarbeitende somit die Voraussetzung für die Umsetzung der Organisationsziele sind, ist die sorgfältig geplante Integration dieser wichtig um langfristig Unzufriedenheiten zu vermeiden. Unbesetzte Stellen sowie eine hohe Fluktuation der Mitarbeitenden in einem Team senkt die Pflege- und Betreuungsqualität und sorgt für Unruhe (Brenner, D.; 2020: S.3). Derartige interne Spannungen wirken sich negativ auf die Arbeitsleistung des gesamten Teams aus. Wenn neue Mitarbeiter*innen im Rahmen ihrer Einarbeitung nicht alle benötigten Informationen erhalten kann dies außerdem zu unbeabsichtigten Fehleinschätzungen, aber auch ungewünschtem Verhalten führen. Zuletzt ist die persönliche Identifikation mit der Organisation, aber vor allem mit dem eigenen Team, entscheidend darüber ob die, von der Führungskraft gewünschten, Werte gelebt werden und somit auch eine reibungslose Kommunikation gefördert wird (Buchan, et.al.;2018:S. 8.) In diesem Zusammenhang ist es wichtig, dass die Führungskraft ihre Vorbildfunktion wahrnimmt und auch die Erwartungen an das bereits bestehende Team klar kommuniziert und so ebenfalls auf deren Bedürfnisse oder Unsicherheiten eingehen kann. Denn wenn neue Mitarbeitende sich nicht in das Team aufgenommen und integriert fühlen, verlieren sie möglicherweise rasch ihre Leistungsfreude und Motivation. Fehlbesetzungen aufgrund mangelnder Einarbeitung oder eine Auflösung des Arbeitsverhältnisses während der Probezeit, verursachen massive Mehrkosten für das Unternehmen und können die Position einer Führungskraft in der Organisation beeinflussen. Anhand dieser Faktoren lässt sich somit der langfristige Erfolg einer Führungskraft abbilden (Brenner, D.; 2020: S.3).

Deshalb sollte bei der Zusammensetzung der Teams darauf geachtet werden, dass sich die Fähigkeiten und Stärken der einzelnen Teammitglieder nach Möglichkeit ergänzen und so eine konstruktive Teamdynamik entsteht. Um das gesamte vorhandene Potential eines Teams ausschöpfen zu können, sollten nicht nur fachliche Qualifikationen, sondern auch die persönlichen sowie sozialen Kompetenzen der einzelnen Teammitglieder bei der Zusammenstellung berücksichtigt werden. Werden Maßnahmen und Ressourcen von Beginn an gezielt dafür geplant und eingesetzt, dass neuen Mitarbeitenden einerseits alle notwendigen Arbeitsmaterialien und Informationen zur Verfügung stehen und sie andererseits auch das Gefühl von ihren Teamkolleg*innen sowie der Führung vermittelt bekommen, dass sie wertgeschätzt werden, können sie dadurch zu wichtigen Leistungsträgern werden. Die gesetzliche Probezeit bietet für Arbeitgeber*innen die Möglichkeit, sich neue Mitarbeitende in Bezug auf ihre Eignung für die besetzte Stelle anzusehen und gegebenenfalls ohne Angabe von Gründen das Arbeitsverhältnis beenden zu können (Brenner, D.; 2020: S.4). Dennoch ist diese Grundhaltung aufgrund der aktuellen Arbeitsmarktsituation in der Pflege längst überholt. Vielmehr sollte der Focus darauf gerichtet sein, die vorhandenen Mitarbeitenden in einem Unternehmen zu Entwickeln und neue Mitarbeiter*innen von Beginn an die Möglichkeit zu geben, sich als wichtige Ressource für die Organisation einzubringen. Denn wenn dies nicht gelingt, führt dies für die Führung des Teams, aber auch das Top Management der Organisation, als Konsequenz, zu einem erheblichen Mehraufwand an zeitlichen sowie finanziellen Ressourcen und kann sich sogar auf das Image der Arbeitgebermarke langfristig negativ auswirken (Brenner, D.; 2020: S.4).

Wie alle Maßnahmen im Onboardingprozess und bei der Einarbeitung von Mitarbeitenden in ihre neue Funktion, sollte auch das Ziel der diesbezüglichen Kommunikation eine erfolgreiche Integration als neue Organisationsmitglieder sein. Nicht immer läuft dies jedoch reibungslos, wodurch Unzufriedenheiten seitens der Mitarbeitenden, aber auch der Führungskräfte entstehen können. In der Praxis handelt es sich hierbei oftmals nicht um grundlegende und unüberwindbare Meinungsverschiedenheiten, welche zwangsläufig zu einer Beendigung des Arbeitsverhältnisses führen, sondern um Missverständnisse, fehlendes Wissen über die Hintergründe der Gegenseite und das daraus resultierende Verhalten oder gekränkte Eitelkeit (Brenner, D.; 2020: S.45). Werden diese jedoch nicht zeitnah geklärt können sie zum Ende des Dienstverhältnisses führen, bevor die Einschulungsphase überhaupt abgeschlossen ist. Noch fataler ist es jedoch, wenn trotz bestehender Unzufriedenheit das Dienstverhältnis fortgesetzt wird, weil die organisatorischen Rahmenbedingungen eine Beendigung nicht zulassen oder Führungskräften, aus Angst vor einem Imageverlust oder dem zusätzlichen Ressourcenaufwand, bei der erneuten Suche nach einer Nachbesetzung, der Mut zur Klärung fehlt. Auch für die neuen Mitarbeitenden ist die Hemmschwelle zur Auflösung der Zusammenarbeit oft hoch. Vor allem dann, wenn noch keine Aussicht auf ein neues Dienstverhältnis besteht (Brenner, D.; 2020: S.45). Dennoch ist die Aufrechterhaltung eines Dienstverhältnisses mit derartigen Meinungsverschiedenheiten die schlechteste Lösung für die Organisation, da sich dies langfristig nicht nur in der Arbeitsleistung der betroffenen Mitarbeitenden, sondern mit der Zeit auch in der Teamdynamik widerspiegelt. Die einzige Möglichkeit solche Situationen aufzuklären, bevor sie sich verhärten, stellt eine offene und zielführende Kommunikation während des gesamten Onboardingprozesses dar. Je klarer und intensiver

Führungskräfte mit den neuen Mitarbeitenden kommunizieren, desto eher werden Missverständnisse aus dem Weg geräumt und Abweichungen vom gewünschten Verhalten thematisiert. Dadurch entsteht die Möglichkeit frühzeitig durch konkrete Maßnahmen eine Korrektur zu bewirken. Eine ehrliche, wertschätzende Kommunikation setzt zwar auch Mut voraus, macht sich aber langfristig bezahlt (Brenner, D.; 2020: S.46).

Folgende Maßnahmen in Bezug auf gezielte Kommunikation während der Einschulung neuer Mitarbeitender können sich langfristig bezahlt machen:

- Schon während des Recruitings sollten sowohl die Erwartungen des Unternehmens an die potentiellen neuen Mitarbeiter*innen als auch deren Erwartungen offen kommuniziert werden.
- Das bestehende Team sollte so früh wie möglich über die Einstellung von neuen Kolleg*innen informiert werden.
- Bereits vor Antritt der Stelle ist es wertschätzend, mit den neuen Mitarbeitenden Kontakt zu halten und diese über relevante Informationen über die künftige Stelle auf dem Laufenden zu halten. Hierbei sind beispielsweise gezielte Informationsveranstaltungen empfehlenswert.
- Der erste Arbeitstag sollte vorab so geplant werden, dass neue Mitarbeitende das Gefühl vermittelt bekommen, freudig erwartet zu werden.
- Die konkrete Gestaltung der gesamten Einarbeitung und Integration in der Organisation sollte geplant, gezielt kommuniziert und verschriftlicht sein. Die Maßnahmen sollten gemeinsam mit den neuen Mitarbeitenden besprochen und an die beidseitigen Bedürfnisse individuell angepasst werden.
- Während des gesamten Onboarding Prozesses sind regelmäßige Feedbackgespräche wichtig um den neuen Mitarbeiter*innen

Rückmeldung über die Einschätzung ihrer Leistung zu geben, aber auch um deren Empfindungen in Bezug auf den Stand ihrer Einarbeitung abzufragen.

- Der Kontakt zwischen den neuen Mitarbeitenden und deren bestehenden Kolleg*innen sollte von Beginn an aktiv gefördert werden.
- Ungereimtheiten und unpassende Leistungen sollten zeitnah und direkt von der Führungskraft angesprochen werden (Brenner, D.; 2020: S.47).

3.3 Rolle der Wertehaltung von Arbeitgeber*innen

In Zusammenhang mit der Attraktivität von Arbeitgeber*innen und somit mit dem Interesse von potentiellen neuen Mitarbeitenden, wird die Organisationskultur oftmals vernachlässigt. Dennoch stellt die Wertehaltung und Organisationskultur einen entscheidenden Erfolgsfaktor dar, da sie indirekt Auswirkungen auf die Mitarbeiter- und Patient*innenorientierung eines Unternehmens und somit auch auf dessen Employer Brand hat (Landes, M. & Steiner, E.,2013: S.179). Unternehmenskultur entsteht durch die Richtung, welche Führungskräfte durch ihre eigene Wertehaltung klar vorgeben. Entsprechend ist es in diesem Zusammenhang das Ziel, eben jene Menschen als Mitarbeitende zu gewinnen und in weiterer Folge zu binden, welche sich ebenfalls in dieser Wertehaltung wiederfinden. Somit ist es möglich die Überzeugung in den Menschen auszulösen, dass sie Teil eines Teams oder einer Organisation sein möchten und in weiterer Folge dort auch genau richtig sind (Eisfeldt & Jaeger; 2018: S.84). Denn wenn sogenannte Soft Facts, wie die Wertehaltung einer Organisation, bei der Personalauswahl mitberücksichtigt werden, kann somit langfristig sichergestellt werden, dass sich die Mitarbeitenden mit der Wertehaltung des Unternehmens identifizieren können und diese somit auch in ihrer Tätigkeit entsprechend handeln, sowie diese Werte auch im Sinne eines positiven Marketings nach außen tragen. Betrachtet man die Unternehmenskultur als lebende Organisation wird klar, dass ihr Erfolg von der Kommunikation und Wechselwirkung zwischen den Mitarbeitenden sowie den Führungskräften abhängt. Die Wertehaltung in einer Organisation wird stark durch deren Führungskräfte geprägt, da diese die Normen, Werte, Verhaltensrichtlinien und Denkweisen, im Rahmen ihrer Vorbildwirkung, vorleben (Landes, M. & Steiner, E.,2013: S.180). Im Idealfall versteht sich Unternehmenskultur also als gemeinsam erlerntes Denk-, Handlungs- und Fühlmuster. Dieser Effekt kann über den Einsatz von Symbolen bewusst verstärkt werden. Äußerliche Merkmale, wie beispielsweise Kleidung, fördert die Identifikation der Mitarbeitenden mit der Wertehaltung der Organisation und wirkt damit in weiterer Folge sinnstiftend. Hat eine Organisation ihre Wertehaltung auf Kollegialität, Zusammenarbeit und kollektives Vertrauen ausgerichtet, wird sich dies bei der Nachbesetzung von Stellen beispielsweise in der Stellenbe- und ausschreibung klar widerspiegeln und somit werden sich eher Personen bewerben, welche sich mit diesem Leitbild identifizieren können. Wird die Stelle dennoch mit einer Person besetzt die diesen Werten nicht entspricht, kommt es zu einer Unterbrechung der Unternehmenskultur und in weiterer Folge zu negativen Auswirkungen auf das Betriebsklima sowie der Arbeitsleistung. Im Gegensatz dazu, steigt die Attraktivität von Arbeitgeber*innen in diesem Zusammenhang für Personen, welche sich mit dieser klar kommunizierten Wertehaltung identifizieren können (Landes, M. & Steiner, E.,2013: S.180). Ewerlin et. al. zeigen mit ihrer Forschungsarbeit, dass Unternehmensleitbilder positive Auswirkungen auf die Arbeitgeber*innenattraktivität und somit auch auf die Bewerbungsabsicht potentieller Mitarbeiter*innen haben. Dies trifft vor allem auf die Bereiche eines Leitbildes zu, welche die kulturorientierten Kompetenzen beinhalten.

Denn potentielle Bewerber*innen gleichen sowohl bewusst als auch unterbewusst ihre eigene Wertehaltung mit der des potentiellen Arbeitsplatzes ab (Ewerlin et. al.; 2016: S.23).

3.4 Kommunikation

Da Kommunikation einen festen Bestandteil des beruflichen Alltags jeder Führungskraft darstellt, sind hierbei die emotionale, interkulturelle und soziale Intelligenz die Grundvoraussetzung für den Erfolg einer Führungskraft und Maßgeblich für die Entwicklung und Umsetzung einer gemeinsamen Wertehaltung in einer Organisation. Gerade weil die professionelle und gezielte Kommunikation mit Vorgesetzten, Mitarbeitenden, Bewohner*innen oder Patient*innen und externen Geschäftspartnern unabdingbar ist, sollte diese als Führungsinstrument angesehen und entsprechend bewusst gestaltet werden (Landes, M. & Steiner, E.,2013: S.327). Denn durch die bewusste Kommunikation nehmen Führungskräfte nachhaltig Einfluss auf die Mitarbeitenden sowie den Erfolg der Organisation, indem sie Ziele sowie Entscheidungen bewusst formulieren, kontrollieren und die Ergebnisse an die Mitarbeitenden rückkoppeln (Landes, M. & Steiner, E.,2013: S.328). Wenn Informations- und Entscheidungswege innerhalb der Hierarchie lang oder unklar strukturiert sind, wirkt sich dies beispielsweise negativ auf den interdisziplinären Austausch innerhalb der Organisation aus und kann die Kommunikation einschränken. Führungskräfte und Mitarbeitende werden auf diese Weise durch zusätzliche Kontroll- und Kommunikationsaufgaben belastet (Haas & Reblin; 2021:S. 89). Organisationen sind soziale Konstrukte, welche durch soziale Netzwerke der Menschen entstehen. Sie verfolgen das Ziel, durch strategisch geplante und systematische Kommunikation, klar definierte Aufgaben sowie Probleme zu lösen, indem sie Bedürfnisse befriedigen. In Gesundheitseinrichtungen ist dies der klar definierte Versorgungsauftrag für die Bevölkerung (Landes, M. & Steiner, E.,2013: S.328). Grundsätzlich wird in Organisationen zwischen interner und externer Kommunikation unterschieden. Diese beiden unterliegen in der Praxis einer stetigen Adaption an die aktuellen Gegebenheiten. Die interne Kommunikation wird durch die Führungskräfte und Mitarbeitenden der Organisation gestaltet und wahrgenommen, wohingegen die externe Kommunikation von der Außenwelt, also der Öffentlichkeit, potentiellen Bewerber*innen oder Menschen, welche deren Leistung beanspruchen wollen, sowie Mitbewerber*innen, dient. Die Ziele hierbei sind die Ansprache der jeweiligen Zielgruppe, die Vermarktung von Leistungen und die Employer Brand zu gestalten (Landes, M. & Steiner, E.,2013: S.329).

Die interne Kommunikation findet zwischen allen Mitgliedern einer Organisation statt und verläuft entweder vertikal oder horizontal. Die horizontale Kommunikation findet zwischen gleichgestellten Kolleg*innen statt. Dies geschieht meist nebenbei in Form von Pausengesprächen oder dem Austausch während der Arbeit. Auf diese Kommunikation kann die Führungskraft direkt keinen Einfluss nehmen. Im Gegensatz dazu steuert die Führung in der vertikalen Kommunikation mit den Mitarbeitenden den gesamten Prozess der Arbeitsleitung, beginnend bei der Leistungsbereitschaft bis hin zur tatsächlichen Erbringung der Arbeitsleistung. Aus diesem Grund sollte diese Form der Kommunikation nicht nur professionell und gezielt, sondern auch wertschätzend gestaltet werden (Landes, M. & Steiner, E.,2013: S.329). Gelingt die authentische Gestaltung dieser Kommunikation trägt dies auch langfristig dazu bei, dass Mitarbeitende sich mit der Organisation identifizieren können und hat somit Auswirkungen auf die externe Kommunikation und das Image (Landes, M. & Steiner, E.,2013: S.330). In diesem Zusammenhang sind sinnvoll geführte

Mitarbeiter*innengespräche ein geeignetes Instrument um die Kommunikation zwischen der direkten Führungskraft und den Mitarbeitenden aktiv zu gestalten, Wertschätzung den Mitarbeiter*innen gegenüber zu vermitteln und durch konkretes Feedback sowie Zieleformulierungen einen störungsfreien Arbeitsablauf zu sichern. Die Grundlage hierfür ist jedoch, dass die Führungskraft den Mehrwert solcher Gespräche kennt und diese nicht als notweniges Übel empfindet, welches von der Organisation vorgegeben wird (Buchan, et. al.; 2018: S.9). Denn ein gut geführtes Mitarbeiter*innengespräch benötigt zwar Zeit, der Mehrwert durch die persönliche Auseinandersetzung mit den Mitarbeitenden sowie deren individuellen Bedürfnissen und Ressourcen, verschafft der Führungskraft neben Information auch noch ein besseres Gespür für die einzelnen Mitarbeitenden, wodurch gleichzeitig eine notwenige Vertrauensbasis entsteht. Wer sein Team kennt, kann dies auch gezielter führen. Außerdem vermitteln gut geführte Mitarbeiter*innengespräche nicht nur Wertschätzung, sondern können auch zur Entlastung der einzelnen Mitarbeitenden beitragen und wenn notwendig können dadurch auch rascher gezielte Maßnahmen gesetzt werden. In diesem Zusammenhang empfiehlt sich eine terminisierte Planung gemeinsam mit den Mitarbeitenden, um ihnen die Möglichkeit zu geben, sich bewusst auf dieses Gespräch vorzubereiten, und ihnen dazu vorab, die grundsätzlichen Themen schriftlich auszuhändigen. Die Führungskraft sollte außerdem einen geeigneten Rahmen schaffen, indem kein Termindruck den zeitlichen Rahmen beeinflusst und sich vorab ebenfalls Gedanken machen, in welche Richtung das Gespräch gelenkt werden soll und welche Ziele und Rückmeldungen notwendig sind. Außerdem sollte an die Mitarbeitenden kommuniziert werden, dass diese Gespräche im Idealfall jährlich stattfinden und der Inhalt eines Mitarbeiter*innengesprächs vertraulich behandelt wird. Ebenfalls ist eine Differenzierung zwischen

Mitarbeiter*innengesprächen und Leistungsbeurteilungen oder Kritikgesprächen wichtig. Diese Maßnahmen verhindern ein Abschweifen zu „Belanglosigkeiten“ während des Gesprächs (Landes, M. & Steiner, E.,2013: S.337).

Für eine Wertschätzende und professionelle Kommunikationsstruktur innerhalb eines Teams sind festgelegte Spielregeln essentiell, um nicht nur den Arbeitsablauf, sondern auch stattfindende Teamereignisse, wie Besprechungen, prozessorientiert und ergebnisfokussiert abzuhalten. Derartige Verhaltensregeln können jedoch nicht einfach übernommen oder von der Führungskraft festgesetzt werden, sondern müssen gemeinsam mit dem Team diskutiert und festgelegt werden um deren Akzeptanz zu erreichen, damit sich alle Teammitglieder auch verbindlich und aus eigenem Antrieb daranhalten. Grundsätzlich sollten folgende Inhalte vorhanden sein:

- Alle Teammitglieder werden miteinbezogen und nehmen, soweit möglich, teil.
- Das Gesprächsklima basiert auf gegenseitigem Respekt.
- Jede Idee wird ernstgenommen und wertgeschätzt.
- Alle Teammitglieder sind eigenverantwortlich dazu verpflichtet ihren eigenen Informationsstand aktuell zu halten.
- Rahmenbedingungen und Vorgaben werden verpflichtend eingehalten.
- Individuelle Stärken und Ressourcen werden zum Nutzen für das gesamte Team eingebracht.
- Getroffene Teamentscheidungen werden auch von jenen Kolleg*innen unterstützt, welche anderer Meinung zu diesem Thema sind (Landes, M. & Steiner, E.,2013: S.414).

Um eine gemeinsame Wertehaltung in einem Team zu implementieren, welche Vertrauen und Offenheit fördert, sowie Konflikte verhindern kann, sollten außerdem folgende Rahmenbedingungen geklärt werden:

- Die interne Schweigepflicht regelt, inwieweit Informationen aus dem Team nach außen gelangen dürfen.
- Welche Informationen werden wie, wann und für wen dokumentiert?
- Welche Informationen müssen der Führungskraft im Sinne der Berichtspflicht übermittelt werden und wie geschieht dies?
- Die Loyalität des Teams steckt ab, in welcher Form es in die Organisation integriert ist und welchen Mehrwert es für das Unternehmen hat (Landes, M. & Steiner, E.,2013: S.415).

Eine derartige Wertehaltung in einer Organisation und damit auch eine entsprechende Teamkultur haben somit Auswirkungen auf die bestehenden Mitarbeitenden. Diese kommunizieren sowohl ihre Wertehaltung, als auch ihre Einstellung zu ihrer Tätigkeit nach Außen, wodurch sie gegenüber Auszubildenden, welche ihr Praktikum in jenem Team absolvieren, ebenfalls ein potentiell attraktives Team repräsentieren in dem es sich lohnt zu arbeiten (Wolf, G.; 2020: S.99). Deshalb sind klar geregelte Kommunikationsstrukturen und Ansprechpersonen ein wichtiger Bestandteil von erfolgreichen Employer Branding, sowie Recruiting Maßnahmen. Durch diesen leistet die bewusst gestaltete interne Kommunikation einen entscheidenden Beitrag für das Image der Organisation. Eine gelungene interne Kommunikation dient somit auch der Erarbeitung und Aufrechterhaltung des Unternehmensimages (Wolf, G.; 2020: S.104).

3.5 Betriebliche Gesundheitsförderung und Arbeitgeber*innenattaktivität

Gesetzlich sind die Rahmenbedingungen und Anforderungen an Arbeitgeber*innen, in Bezug auf Arbeitssicherheit, in Österreich klar geregelt. So ist Beispielsweise die Anstellung eigener, oder die Inanspruchnahme externer Fachkräfte, für Arbeitssicherheit verpflichtend. Diese müssen in die arbeitspsychologische und -physiologische Arbeitsplatz und -ablaufplanung miteinbezogen werden sowie zu speziellen Themen, wie beispielsweise Hygiene, persönliche Schutzausrüstung oder Brandschutz, die Ansprechpersonen darstellen (ASchG; 2022: §.73). Neben diesen strukturellen Themen sind Dienstgeber*innen ebenfalls für die arbeitsmedizinische Versorgung ihrer Mitarbeitenden, im Sinne von Arbeitsmediziner*innen, verantwortlich. Hierzu zählt beispielsweise im Gesundheitswesen die Sicherstellung des adäquaten Impfstatus der Mitarbeitenden und Themen der Gesundheitsberatung (ASchG; 2022: §.79).

In Bezug auf die Arbeitgeber*innenattraktivität auf potentielle Bewerbende, aber auch bestehende Mitarbeitende, wirken sich diese grundlegenden Leistungen jedoch nicht positiv aus, da keine klare Differenzierung zu anderen Arbeitgebermarken erkennbar ist (Haas & Reblin; 2021:S. 50). In den letzten 20 Jahren werden Gesundheitsförderung und Präventionsmaßnahmen in Organisationen des Gesundheitswesens zunehmend thematisiert und umgesetzt. Dies liegt vor allem daran, dass Belastungen in den Gesundheits- und Krankenpflegeberufen, mit den dazugehörigen potentiellen Spätfolgen für die Mitarbeitenden, bekannt sind und dementsprechend auch die Beanspruchung von Sozial- und Versicherungsleistungen in Folge von Arbeitsunfähigkeiten oder -einschränkungen entsprechend hoch sind (Haas & Reblin; 2021:S.61). Da die

Mitarbeitenden in Pflegeberufen mit körperlichen Belastungen, wie dem bewegen und heben schwerer Lasten, Lärm aber auch Arbeiten in unbequemen Haltungen, konfrontiert sind, sind präventive Maßnahmen für die Erhaltung der körperlichen Gesundheit wesentlich. Bekannt ist auch, dass von allen psychischen Belastungsfaktoren der Leistungs- und Zeitdruck, von den Mitarbeitenden in der Pflege, am gravierendsten empfunden wird. Zu den wichtigsten psychischen Belastungen zählen außerdem das Arbeitsklima, die Unsicherheit des eigenen Arbeitsplatzes, Arbeiten unter strengen Vorgaben, sowie die zeitliche Beanspruchung durch die Arbeit im Sinne von Schichtarbeit und regelmäßigen Überstunden (Haas & Reblin; 2021:S. 64). Für junge Auszubildende und Berufstätige haben individuelle Angebote für psychologische sowie körperliche Gesundheitsförderung, trotz dieses Wissens, jedoch einen geringen Einfluss auf die Wahl von Arbeitgeber*innen. Im Gegensatz dazu werden Faktoren der sozialen Unterstützung und die Unterstützung bei der freien Gestaltung der eigenen Zeit zunehmend als attraktiv empfunden (Steckl, et.al. 2019: S.215).

Diese Belastungen sind den Bewerber*innen in Gesundheitseinrichtungen oftmals durch ihre Ausbildung sowie bisherige Berufspraxis bewusst. Aus diesem Grund wirken sich die Maßnahmen, die von der Führung getroffen werden, sowie die Ressourcen, welche von der Organisation in die Prävention und Gesundheitsförderung ihrer Mitarbeiter*innen investiert werden, bei der derzeitigen Auswahl an Arbeitgeber*innen positiv aus, da diese ebenfalls die Wertigkeit von Mitarbeitenden im Unternehmen, widerspiegeln (Haas & Reblin; 2021:S. 65). Um also, trotz der beanspruchenden Tätigkeiten im pflegerischen Berufsalltag, positive Auswirkungen auf die psychische Gesundheit der Mitarbeitenden bewirken zu können und Überforderungen zu minimieren, bieten sich die folgenden Maßnahmen beispielhaft an:

- Übertragung von Verantwortung mit entsprechendem Handlungsspielraum in Bezug auf planende, ausführende und kontrollierende Tätigkeiten, an die Mitarbeitenden.
- Zurverfügungstellung geeigneter Arbeitsmaterialien wie beispielsweise Patient*innenlifter oder leicht fahrbaren Pflegewägen mit dazugehöriger Einschulung aller Mitarbeitenden.
- Eine möglichst abwechslungsreiche Verteilung von Aufgaben und Tätigkeiten.
- Förderung von Kommunikation und sozialer Interaktion bei der Erfüllung von Aufgaben und Tätigkeiten. Hierbei ist eine wertschätzende und professionelle Wertehaltung der Organisation sowie der Mitarbeitenden entscheidend.
- Regelmäßige und wertschätzende Rückmeldungen von Kolleg*innen und der Führungskraft aber auch von Patient*innen oder Bewohner*innen.
- Die Möglichkeit zu Lernen und sich als Mitarbeitender persönlich weiterzuentwickeln.
- Konkrete Hilfestellungen durch Kolleg*innen, die Führung und Organisationsstrukturen auf sozialer aber auch emotionaler Ebene.
- Ein möglichst individuelles Zeitmanagement in der Arbeitseinteilung und bei der Erledigung der Aufgaben.
- Ein erkennbarer gesellschaftlicher Nutzen sowie klare Ziele (Haas & Reblin; 2021:S. 65).

Als handlungstheoretisches Denkmodell geht das **Konzept der widersprüchlichen Arbeitsanforderungen** davon aus, dass gesundheitliche Belastungen, Widersprüche zwischen den Anforderungen einer Aufgabe und den Handlungsmöglichkeiten eines Menschen darstellen. Ebenfalls kann diese Belastung auch als Diskrepanz zwischen einem Ziel und den damit in Verbindung stehenden Ressourcen, Regeln aber auch Erwartungshaltungen, verstanden werden (Moldaschl, M; 2017: S. 144). Das bedeutet, dass körperliche und psychische gesundheitliche Belastungen nicht alleine von den Persönlichkeitsmerkmalen der Mitarbeitenden oder normativen Grenzwerten, wie beispielsweise die der Arbeitsmedizin, abhängen. Viel mehr entsteht diese Belastung bei länger andauernder Überlastung, wenn ein Mensch aufgrund der Rahmenbedingungen oder fehlenden Ressourcen an der Umsetzung der Ziele gehindert wird (Moldaschl, M; 2017: S. 145). Die Regulationsbehinderung beschreibt in diesem Zusammenhang, die Konflikte welche durch Widersprüche zwischen der zu erfüllenden Aufgabe und den Rahmenbedingungen der Ausführung entstehen. Zu den hinderlichen Rahmenbedingungen gehören mangelnde Informationen, Zeitdruck, Unterbrechungen und Störungen während einer Tätigkeit, körperliche Belastungen sowie eine ungeeignete Arbeitsumgebung. Außerdem kann die eigene Arbeitsleistung nicht als erfolgreich wahrgenommen oder eingeschätzt werden, wenn das Ergebnis nicht ersichtlich ist und widersprüchliches oder angsterzeugendes Feedback gegeben wird. Wenn eine Pflegeperson also zum Beispiel einen hohen Anspruch an die eigene Qualität ihrer Arbeit hat, dieses Ziel aber aufgrund von zu vielen Patient*innen oder Bewohner*innen, für die sie zuständig ist, bei gleichen Zeitressourcen oder in Zusammenarbeit mit unqualifizierten Kolleg*innen, nicht erfüllen kann, vermindert sich deren geleistete Pflegequalität. Dies führt dann zu einer massiven psychischen Belastung (Moldaschl, M; 2017: S. 146).

Da psychische Belastungen grundsätzlich als menschliche Prozesse des Erlebens und Verhaltens verstanden werden, welche kognitive Aspekte wie Lernen, Wahrnehmungsprozesse, emotionale Vorgänge wie Gefühle, die

Informationsverarbeitung und Denken beinhalten, kann die psycho-soziale Belastung als Teil der psychischen Belastung betrachtet werden. Dementsprechend zählen zu den Faktoren der psycho-sozialen Arbeitsbelastung jene äußeren Einflüsse der Arbeitsumwelt und -struktur, welche Auswirkungen auf das Erleben und Verhalten einer Person haben. Diese Belastungen können sich jedoch individuell sowohl negativ beeinträchtigend, als auch förderlich auf die Gesundheit sowie das Wohlbefinden eines Menschen auswirken (Haas & Reblin; 2021:S. 71). Negative psycho-soziale Arbeitsbelastungen können Stress- und Ermüdungszustände zur Folge haben. Diese zeigen sich bei Mitarbeitenden oftmals durch anhaltende angstbetonte und unangenehm erregte Anspannung. Hält diese Angst vor Misserfolgen oder durchgehende hohe Leistungsansprüche an, verursacht dies Stresszustände und innere Unruhe. Unterforderung und Monotonie im Arbeitsalltag kann ebenfalls zu Ermüdungserscheinungen führen, die eine erhöhte Anstrengung bei der Bewältigung alltäglicher Aufgaben nach sich zieht. Hält eine hohe Arbeitsintensität dauerhaft an, kann dies für die Gesundheit von Mitarbeitenden langfristig negative Folgen haben. Diese Intensität entsteht beispielsweise, wenn mit intensivem Einsatz und einem hohen Arbeitstempo über längere Zeit konzentriert Aufgaben erledigt werden müssen, während zusätzlich Aufgabenwechsel zwischenzeitlich notwendig sind. Diese Konstellationen finden sich häufig im Arbeitsalltag der Gesundheits- und Krankenpflege (Haas & Reblin; 2021:S. 72). Aus diesem Grund ist es sinnvoll, einzelne Prozess- und Arbeitsabläufe in diesem Zusammenhang, gemeinsam mit den Mitarbeitenden zu evaluieren und in weiterer Folge gezielte Maßnahmen zu setzen. Konkret zusammengefasst begünstigen Faktoren, wie die parallele Bearbeitung verschiedener Aufgaben, Leistungs- oder Termindruck, wiederholte Störungen, ein hohes Arbeitstempo, mangelnde Informationen sowie Ressourcen und zuletzt das Überschreiten der eignen Leistungsgrenzen, eine Be- und Überlastung von Mitarbeitenden. Diese wiederum repräsentieren eine Organisation in weiterer Folge nach Außen und können sich so negativ auf die Arbeitgeber*innenattraktivität auswirken (Haas & Reblin; 2021:S. 72).

3.6 Vereinbarkeit von Beruf und persönlichen Bedürfnissen

Der Lebensweltansatz, auch Settingansatz genannt, in der Gesundheitsförderung betrachtet jene Lebensbereiche, in denen sich ein Mensch einen Großteil seiner Zeit aufhält. Da dies den eigenen beruflichen Alltag also auf jeden Fall beinhaltet ergibt sich daraus, dass nicht nur die Interessen der Arbeitgeber*innen, sondern auch die individuellen Bedürfnisse der einzelnen Mitarbeitenden, sowie potentieller Bewerber*innen berücksichtigt werden müssen, um langfristig unbesetzte Stellen in der Organisation zu vermeiden und die Arbeitsleistung aufrecht zu erhalten. Denn das Setting des Arbeitsplatzes wirkt sich mit seinen strukturellen Rahmenbedingungen, der sozialen Zusammensetzung und der Wertehaltung inklusive der Fehlerkultur auf die Gesundheit, aber auch die Zufriedenheit der Mitarbeitenden aus (Haas & Reblin; 2021:S. 41).

Die zunehmende Durchlässigkeit der beruflichen Lebenswelt in die private macht ein bewusstes Selbstmanagement der Mitarbeitenden zunehmend notwendig. Dazu zählt auch, die vorhandenen Ressourcen der beiden Lebenswelten aufeinander zu übertragen, da sie ohnehin nicht voneinander zu trennen sind. Viel eher ist die Arbeitswelt ein Teil des „großen Ganzen" eines Menschen und sollte somit befriedigend integriert sein um nicht langfristig aus dem Gleichgewicht zu kommen. Dies führt nicht nur zu Leistungseinbußen, sondern kann sich ebenfalls negativ auf die Gesundheit auswirken. Aus diesem Grund ist ein nachhaltiges Personalmanagement mittlerweile in den Organisationen unabdingbar und Themenbereiche wie Recruiting und Mitarbeiter*innenbindung sind in den Vordergrund getreten. Außerdem sollte es ein Ziel der Organisation in diesem Zusammenhang sein, seine Mitarbeitenden möglichst nachhaltig dabei zu unterstützen gesund und leistungsfähig zu bleiben. Gelingt es den Mitarbeitenden nicht beide Lebenswelten ins Gleichgewicht zu bringen wird die familiäre Situation oftmals als zweite Arbeitsstätte empfunden und auch dementsprechend terminisiert, was langfristig Unzufriedenheit und fehlende Ruhephasen zur Folge hat. Um Mitarbeitende also langfristig an sich zu binden oder diese überhaupt einmal auf sich aufmerksam zu machen, müssen Arbeitgeber*innen diese, im Sinne eines ganzheitlichen Ansatzes, in deren individuellen Gesamtheit und nicht mehr nur im Arbeitskontext betrachten. Dadurch gewinnen ein nachhaltiges Personalmanagement und gesundheitsfördernde Maßnahmen zunehmend an Stellenwert in den Unternehmen. Derartige Maßnahmen müssen allerdings in die Grundwertehaltung einer Organisation übergehen um wirklich dementsprechend umgesetzt werden zu können (Landes M. & Steiner, E.,2013: S.154).

Um älteren Mitarbeitern lange die Möglichkeit zu bieten ihr Wissen in der Praxis einzusetzen, aber auch weiterzugeben um jüngere Mitarbeitende zu unterstützen, bieten sich Arbeits- und Dienstzeitenmodelle an, welche nicht nur deren körperliche Bedürfnisse berücksichtigen, sondern auch die konkrete Arbeitsplatzgestaltung sowie Gesundheitsförderung miteinbeziehen. Auf diese Weise wird langfristig nicht nur ein integrativer Wissenstransfair innerhalb eines Teams möglich, sondern einzelnen Mitarbeitenden ist es möglich ihr Potential auf gesunde Weise bis zum tatsächlichen Pensionsalter einzubringen (Rimser; 2014: S.219). Neben der Berücksichtigung der aktuellen Lebensphase in der sich Mitarbeitende befinden lässt sich auch deren individueller Tagesablauf in Beruf, Familie, Freunde, Spiritualität und den eigenen Körper aufgliedern. Um langfristig die geistige Gesundheit aufrecht zu erhalten sollte jeder Zeitplan zum einen mindestens 30 Minuten aktive Bewegung pro Woche und zum anderen bewusste Zeit für sich selbst beinhalten. Die folgenden Maßnahmen können Mitarbeitende selbstwirksam setzen um langfristig leistungsfähig zu bleiben:

- Für sich selbst konkrete Werte und Ziele definieren.
- Seinen eigenen Wertehaltungen und Zielen treu bleiben, aber nicht starr darauf beharren.
- Mit den eigenen emotionalen und mentalen Ressourcen achtsam umgehen indem man sich die benötigte Zeit für deren Verarbeitung einräumt.
- Die eigenen Lebensbereiche, wie Beruf, Freunde, Familie, Hobbies und ähnlichem, eine Priorität zuteilen und die eigenen Bedürfnisse anhand dessen abdecken.
- Die eigene Verantwortung für das eigene Leben anerkennen und wahrnehmen.
- Ausreichend Schlaf und Ruhephasen in einer umsetzbaren Form in den Tagesablauf einbauen.
- Aktive Bewegung im Sinne von Sport, mindestens drei Mal pro Woche für 30 Minuten.
- Wache Form der Entspannung, wie Beispielsweise Meditation.
- Konzentriertes Arbeiten auf 90 Minuten begrenzen und danach eine Pause einplanen bevor zu Tätigkeiten übergegangen wird, die weniger Konzentration benötigen.

- Die eigenen mentalen und emotionalen Ressourcen durch positive und realistische Denkweisen stärken.
- Die Verweildauer in negativen Emotionen bewusst verringern.

  (Landes M. & Steiner, E.,2013: S.209)

Da die vorhergehenden Maßnahmen von den Mitarbeitenden zum Teil nur dann wirklich umgesetzt werden können, wenn dies von der Organisationsstruktur toleriert oder idealerweise sogar unterstützt wird, können Organisationen ihre Mitarbeitenden, im Groben, mit folgenden Maßnahmen dabei unterstützen ihre Lebenswelten im Gleichgewicht zu erhalten:

- Mögliche Anpassungen der Arbeitszeitmodelle in Richtung Teilzeitanstellung, Variationen der Dienstzeiten und ressourcenorientierter Umgang mit Überstunden sowie Zeitausgleichsstunden.
- Evaluation von Organisationsstrukturen in einzelnen Teilbereichen sowie tatsächlichen Arbeitsprozesse.
- Steigerung der Kompetenz- und Handlungsspielräume innerhalb der Teams.
- Gezielte Maßnahmen der Personalentwicklung und -führung. In diesem Zusammenhang stellen beispielsweise strukturierte Mitarbeiter*innengespräche mit Zielevereinbarungen ein wertvolles Instrument dar.
- Die Sensibilisierung von Führungskräften im Sinne einer gemeinsamen Wertehaltung innerhalb der Organisation.
- Individuell anwendbare Wiedereingliederungsprogramme und Unterstützungsangebote.

- Gezielte Maßnahmen der betrieblichen Gesundheitsförderung.
- Aus, Fort– und Weiterbildungsangebote durch die Organisation.
- Unterstützung und Rücksichtname bei der Kinderbetreuung sowie Angebote für Sozial- und Familienberatung.
- Primärpräventive Gesundheitsangebote wie Gesundheitschecks, die Förderung der gesundheitsfördernden Kompetenz der Mitarbeitenden oder Fitnessangebote (Landes M. & Steiner, E.,2013: S.210).

Im praktischen Alltag ist die Erwartung an eine Organisation all diese Maßnahmen umzusetzen, unrealistisch und oftmals auch nicht notwendig. Dementsprechend sollten auch in diesem Zusammenhang nach einer Ist-Stand Analyse der tatsächlichen Bedürfnisse der Teams, sowie einzelner Mitarbeiter*innen, gezielte Maßnahmen gesetzt werden um die Arbeitsleistung sowie die Versorgungsqualität für Patient*innen oder Bewohner*innen aufrecht zu erhalten (Landes M. & Steiner, E.,2013: S.211).

Aufgrund des Fachkräftemangels und der aktuellen Arbeitsmarktsituation, steht die Pflege in den letzten Jahren zunehmend im Fokus der öffentlichen Aufmerksamkeit. Das Bild, welches die Öffentlichkeit im allgemeinen vom Beruf der Gesundheits- und Krankenpflege hat, wird zum einen von den eigenen Erfahrungen, sowie denen des persönlichen Umfeldes, im direkten Kontakt, zum anderen aber auch durch die mediale Berichterstattung geprägt (Isford, M; 2013; S.1081). Hierzu kommt noch das Bild, welches Berufsangehörige selbst von ihrem Beruf haben und dementsprechend auch repräsentieren. Europaweit liegt der Pflegeberuf seit Jahren unter den Top drei bei Bevölkerungsbefragungen zur Berufsprestige und Vertrauenswürdigkeit von Berufsgruppen. Bei verschiedenen Befragungen von nicht Pflegepersonen wurde bei der Wahl einer Gesundheitseinrichtung die „Freundlichkeit der Pflegepersonen“ als wichtigster Grund angegeben

(Isford, M; 2013;S. 1082). Grundsätzlich zeigt sich, dass das Bild der Bevölkerung vom Beruf der Gesundheits- und Krankenpflege differenziert wird. Zum einen hat der Beruf an sich ein hohes Ansehen und Respekt, dennoch werden die Arbeitsbedingungen unter denen sie ihre Arbeit leisten von vielen als mangelhaft angesehen und die Qualität der Versorgung separat betrachtet. Unabhängig von der Plattform steht die Berichterstattung der Medien den Einrichtungen im Gesundheitswesen eher kritisch gegenüber. Dies spiegelt sich in deren Berichterstattung wider. Diese beinhaltet jedoch selten Missstände in der Pflege, sondern eher stereotype Darstellungen des Berufes oder deren Arbeitsplatzsituation. Dennoch nimmt die kritische Berichterstattung über das Berufsbild der Pflege sowie deren Arbeit in den letzten Jahren offenbar zu. In diesem Zusammenhang ist die aktive Gestaltung ihres eigenen Berufsbildes durch Angehörige von Gesundheits- und Krankenpflegeberufen von besonderer Bedeutung um den Beruf für die Zukunft attraktiv und erstrebenswert zu machen (Isford, M; 2013;S. 1082).

Spannender Weise zeigten europaweite Befragungen, von Pflegepersonen zur eigenen Berufsprestige, dass diese deutlich schlechter empfunden wurde, als die Öffentlichkeit sie tatsächlich wahrnahm. Andererseits empfinden Angehörige von Gesundheits- und Krankenpflegeberufen, welche ihre Tätigkeit als zufriedenstellend einschätzen, den Grund dafür im Sinngehalt ihrer Arbeit (Isford, M; 2013;S. 1083).

Gerade im Arbeitsalltag der Gesundheits- und Krankenpflege sind Emotionen eine alltägliche Begleiterscheinung, da hier Menschen mit Menschen arbeiten. Ein Bewusster und respektvoller Umgang mit Emotionen ist essentiell für die Aufrechterhaltung einer qualitativen Arbeitsleistung und eines konstruktiven Arbeitsklimas in Teams. Führungskräfte sind gezwungen sich in einem besonderen Maß nicht nur mit den Emotionen der

Mitarbeitenden und der Patient*innen oder Bewohner*innen auseinander zu setzten, sondern vor allem mit ihren eignen, um entsprechend reflektiert, flexibel und professionell in ihrem Handeln bleiben zu können. Nur durch diese Kontrolle ihrer eigenen Emotionen ist es zum Beispiel möglich, Zuversicht zu verbreiten, wenn die Lage ernst ist (Landes M. & Steiner, E.,2013: S.93). Grundsätzlich beurteilen Mitarbeitende ihre Führungskraft charismatischer, wenn diese eine positive Grundhaltung hat, da sie diese oftmals als ansteckend empfinden und das Team dadurch sozial verträglicher wird. Dies soll jedoch nicht bedeuten, dass eine Führungskraft immer gut gelaunt sein muss. Dies wäre zum einen unrealistisch und würde als unauthentisch aufgefasst werden und zum anderen wird beispielsweise situationsbezogener Ärger als Durchsetzungsfähigkeit aufgefasst (Landes M. & Steiner, E.,2013: S.93).

Der emotionale Status eines Teams setzt sich aus den Stimmungen der einzelnen Teammitglieder zusammen und variiert je nach Konstellation oder Situation. Eine positive Grundstimmung in einem Team wirkt sich langfristig nicht nur auf die Arbeitsbereitschaft und -leistung, sondern auch auf die Fehlzeiten positiv aus. Auch wenn dies unbewusst stattfindet, so können sich die Emotionen von einzelnen Personen in der Organisation ausbreiten. Ebenfalls ist mittlerweile bekannt, dass positive Emotionen sich auf die Problem- und Konfliktlösung auswirken, indem sie zu erhöhter Kooperationsbereitschaft und somit eher zu sinnvollen Kompromissen führen. Auch das Entscheidungsverhalten lässt sich dadurch positiv beeinflussen, was in diesem Zusammenhang auf die offenere Kommunikationsbereitschaft sowie Weitergabe und Aufnahme von Informationen zurückzuführen ist (Landes M. & Steiner, E.,2013: S.95). Aus diesem Grund sollte dies von Organisationen bei der Planung und Gestaltung von Arbeitsbereichen berücksichtigt werden, da dies außerdem zu erhöhter Flexibilität führen kann.

In diesem Zusammenhang besteht jedoch ebenfalls das Risiko, dass es dadurch zu einer ausgelassenen Grundstimmung kommt, durch welche die einzelnen Mitarbeitenden auch von der eigentlichen Tätigkeit abgelenkt werden können. Da Emotionen der Antrieb jedes Menschen zum Handeln sind, ist es im Sinne der Arbeitgeber*innenattraktivität aber auch der langfristigen qualitativen Leistungserbringung wichtig, diesen Emotionen im Arbeitsalltag dennoch Raum zu geben. Emotionen sind zwar individuelle Momentaufnahmen, können sich aber im beruflichen Kontext verfestigen. So kann beispielsweise die Angst vor Fehlern in der Arbeit und den damit einhergehenden Konsequenzen zu einem dauerhaften Gefühl der Furcht vor der Arbeit werden. Diese Wechselwirkung entsteht bei negativen, aber auch bei positiven Emotionen. Ist die Grundstimmung in einer Organisation oder einem Team positiv, wirkt sich dies auch positiv auf die Aufnahme und Integration neuer Kolleg*innen aus (Landes M. & Steiner, E.,2013: S.96).

3.7 Kompetenzen und Handlungsspielraum

Berufliche Anforderungen stellen die Quellen der Kompetenzentwicklungen dar, Arbeitsbelastungen jedoch schränken diese ein. Vor diesem Hintergrund wird deutlich, dass strukturelle Vorgaben der Organisation für die Mitarbeitenden als Orientierung wichtig sind, ein ausreichender individueller Handlungsspielraum jedoch entscheidend ist um die Herausforderungen des Arbeitsalltags eigenverantwortlich lösen zu können, ohne dass dabei Überforderung für die Mitarbeitenden entsteht (Moldaschl, M; 2017: S. 145). Das arbeitsbezogene Lernen in einer Organisation beginnt mit dem Onboardingprozess. Aus diesem Grund ist dessen erfolgreiche strategische Planung und die entsprechende Einarbeitung der Mitarbeitenden entscheidend, damit diese sämtliche benötigten Informationen in Bezug auf ihren Handlungsspielraum erhalten. Der zweite Grundstein dazu ist die Unterweisung durch die Führungskraft (Rimser; 2014: S.171).

Unternehmensleitbilder dienen grundsätzlich zur Veranschaulichung von Organisationszielen. Abhängig vom gewünschten Effekt können diese unterschiedlich konkret formuliert werden. Sie geben einen Überblick über die Rahmenbedingungen in einer Organisation. Eine Formulierung des Unternehmenszwecks ist jedoch nur ein Bestandteil eines derartigen Leitbildes. Hinzu kommen noch Aussagen über die grundlegenden Prinzipien und Wertevorstellungen, die dem unternehmerischen Handeln zugrunde liegen (Ewerlin, et.al.; 2016: S.10). Aus diesem Grund werden Unternehmensleitbilder in zwei Dimensionen aufgegliedert. Zum einen die strategische Dimension, welche das strategische Leitbild darstellt indem die konkreten Ziele mit den dazugehörigen Maßnahmen stark rationalisiert dargestellt werden um aufzuzeigen, was ein Unternehmen erreichen möchte. Hierzu zählen beispielsweise Kostensenkungen. Die kulturelle Dimension beschreibt im Gegensatz dazu, wie genau bei der Erreichung dieser Ziele vorgegangen werden soll. Sie stellt also das Abbild der Wertehaltung einer Organisation dar, indem zum Beispiel Wertschätzung, Respekt und Fairness formuliert werden (Ewerlin, et.al.; 2016: S.10). Konkret ausformulierte Unternehmensleitbilder, welche diese beiden Dimensionen beinhalten, haben deshalb großen Einfluss auf die Entwicklung einer eigenen Arbeitgebermarke und somit auch auf die eigene Arbeitgeber*innenattraktivität. Gerade der kulturorientierte Anteil des Unternehmensleibildes hat positive Auswirkungen auf die Attraktivität einer Organisation, obwohl in diesem Zusammenhang oftmals eine verschönerte Version der tatsächlichen Realität zugunsten der Außenbildwirkung genutzt wird (Ewerlin, et.al.; 2016: S.23).

3.8 Fachliche Weiterentwicklung von Mitarbeitenden

Die berufliche Weiterentwicklung und -bildung von Mitarbeitenden sollte zwar den persönlichen Stärken und Interessen der einzelnen Mitarbeitenden entsprechen um diese Ressourcen langfristig im Unternehmen einsetzen zu können, aber vor allem strategieorientiert in die Personalplanung der Organisation integriert sein. Auf diese Weise ist eine nachhaltige Personaltalententwicklung möglich, welche die Ziele der Organisation anstrebt. Durch die Ableitung der Personalentwicklungsziele von den Unternehmenszielen entsteht, sowohl für die gesamte Organisation als auch für einzelne Teams sowie Mitarbeitende, eine planbare Strategie. Diese können dann durch Instrumente der strategischen Unternehmenssteuerung, wie zum Beispiel der BSC, abgebildet werden (Hornung, 2013: S.27). Mithilfe von gezielten personalentwicklungsmaßnahmen kann ebenfalls die Wertschöpfung einer Organisation gesteigert werden. Diese Wertschöpfung beinhaltet nicht nur monetäre Faktoren, wie die finanzwirtschaftlichen Ziele, sondern auch die Versorgungsqualität und Zufriedenheit von Patient*innen oder Bewohner*innen sowie Mitarbeitenden. Betrachtet eine Organisation ihre Mitarbeitenden als sogenannte Human Ressource mit einer dazugehörigen Wertigkeit, so wird durch die gezielte Personalentwicklung einzelner Mitarbeitender deren Wertigkeit entsprechend gesteigert. Dies setzt also die individuelle Betrachtung der Mitarbeitenden voraus und vermittelt ihnen gleichzeitig Wertschätzung und die Möglichkeit der persönlichen Weiterentwicklung. Eine derartige Herangehensweise an die Personalentwicklung wirkt sich auch positiv auf die Arbeitszufriedenheit aus, da sich dadurch die Kompetenzen und Handlungsspielräume einzelner Mitarbeitender erweitern und in weiterer Folge werden Arbeitgeber*innen dadurch interessant für potentielle Bewerber*innen (Hornung, 2013: S.27).

Wenn Menschen lernen, ist dies aus psychologischer Sicht einerseits der Erwerb und die Adaptierung von persönlichen Verhaltensdispositionen, also Verhaltenseigenschaften welche sich unter bestimmten Bedingungen manifestieren und andererseits der Neuerwerb sowie die entsprechende Speicherung von Wissen (Landes M. & Steiner, E.,2013: S.63). Aus diesem Grund sind Lernen, Wissen und das Gedächtnis untrennbar miteinander verbunden. Nach Sackmann (1991) wird demensprechend zwischen den folgenden vier Formen des Wissens unterschieden:

- Das Dictionary Knowledge, auch Lexikalisches Wissen genannt, mit dem beispielsweise Gegenstände oder Sachverhalte kategorisch beschrieben werden.
- Das Directory Knowledge, auch Handlungswissen genannt, welches sich auf die Zusammenhänge zwischen Erwartungen, Beziehungen und Handlungsabläufen bezieht.
- Das Recipy Knowledge, auch Rezeptwissen genannt, in dem sich normative Zuordnungen als vermutende Grundlage des Handlungswissens wiederfindet.
- Das Axiomatic Knowledge, auch Axiomatisches Wissen genannt, welches Werte auf zugrundeliegenden Annahmen bildet (Landes M. & Steiner, E.,2013: S.63).

Neben dem Angebot an Aus-, Fort- und Weiterbildungen sollten Führungskräfte daran interessiert sein, dass dadurch erworbene Wissen auch tatsächlich, so gut wie möglich, in die Praxis zu implementieren. Deshalb ist es sinnvoll den Theorie-Praxis-Transfer im pflegerischen Alltag auch tatsächlich zu evaluieren. Dazu muss die Möglichkeit gegeben sein, dass Mitarbeitende ihr neu erworbenes Wissen als Multiplikator im eigenen Team weitergeben und gemeinsam Maßnahmen zur Umsetzung entwickeln können. Auf diese Weise entsteht langfristig eine hohe fachliche Kompetenz in einem Team, welche dadurch an neue Mitarbeitende oder Auszubildende ebenfalls weitergegeben werden kann (Hornung, 2013: S.28). Durch die strategische Planung der Personalentwicklungsinhalte werden Personalentwicklungsmaßnahmen auch mit dem Schichtdienst in der Gesundheits- und Krankenpflege vereinbar, da es in diesem Zusammenhang kaum möglich ist, dass alle Mitglieder eines Teams, gleichzeitig an solchen Maßnahmen teilnehmen (Hornung, 2013: S.29). Zur Evaluation von besuchten Personalentwicklungsmaßnahmen, wie Aus-, Fort- und Weiterbildungen, eignet sich zum Beispiel ein Feedbackgespräch mit der direkten Führungskraft, welches folgende Fragen beinhaltet:

- Welche drei Inhalte, der besuchten Veranstaltung, waren hilfreich?
- Haben die Inhalte der Veranstaltung mit den Erwartungen übereingestimmt? Inwiefern wurden die Erwartungen erfüllt oder nicht?
- Welche Themen sind für die Praxis hilfreich und warum?
- Welche genauen Inhalte der Veranstaltung werden konkret in den Arbeitsalltag übernommen?
- Welche Inhalte der Veranstaltung möchte die Person konkret in den nächsten Wochen umgesetzten?
- Welche Inhalte der Veranstaltung können für die anderen Mitarbeitenden im Team hilfreich sein (Hornung, 2013: S.29)?

Hinzu kommen noch die Kompetenzentwicklung und die Gewinnung beruflicher Handlungskompetenzen durch Modelle des arbeitsbezogenen Lernens. Da die Altersstruktur der Mitarbeitenden in Gesundheitseinrichtungen durchmischt ist und das Ziel diesbezüglich sein sollte, die Arbeitsbedingungen durch gezielte Maßnahmen so zu gestalten, dass alle Mitarbeitenden langfristig die Möglichkeit haben sich in der

Organisation weiterzuentwickeln und zu lernen, steigert eine entsprechende nachhaltige Personalentwicklungsplanung nicht nur die Arbeitszufriedenheit, sondern macht es neuen Kolleg*innen während ihrer Einschulungsphase möglich von deren Erfahrungen zu profitieren und somit deren Arbeitsauffassung zu übernehmen. Diese Maßnahmen des Wissenstransfers und der langfristigen Entwicklungsmöglichkeiten, sowie Möglichkeit der Umsetzung von eignen Karriereplänen, wirken sich somit nicht nur auf die bestehenden Mitarbeitenden, sondern auch auf potentielle Bewerber*innen positiv aus (Rimser; 2014: S.171).

Um ihre persönlichen Kompetenzen zu erweitern und sich weiterzuentwickeln nutzen mittlerweile eine Vielzahl an Menschen die Möglichkeit einer berufsbegleitenden Fort- oder Weiterbildung sowie eines Studiums. Für Organisationen und Führungskräfte stellt dies zwar oftmals einen organisatorischen oder finanziellen Aufwand dar und bestehende Mitarbeitende können im Zuge dessen den Wunsch entwickeln, ihre neu erworbenen Kompetenzen an anderer Stelle besser einsetzen zu können, dennoch kann diese Entwicklung viele Vorteile mit sich bringen (Deuer & Wild; 2018: S:48). Denn durch den gezielten und geplanten Einsatz solcher Möglichkeiten bietet sich nicht nur die Möglichkeit, neues Wissen zur Steigerung der Arbeitsleistung sowie -qualität in die eigene Organisation zu holen, sondern langfristig tragen derartige Maßnahmen zur Zufriedenheit der bestehenden Mitarbeitenden bei. Nachdem jede Organisation begrenzte Möglichkeiten und Ressourcen in diesem Zusammenhang hat und gerade kompetentes Fachpersonal oftmals nicht schnell genug oder gar nicht selbst entwickelt werden kann, bedarf es Möglichkeiten für eben jene Menschen entsprechende Bedingungen zu schaffen. Dies wirkt sich letztlich auf die Arbeitgeber*innenattraktivität aus (Deuer & Wild; 2018: S:49). Aufgrund der Ergebnisse der Forschungsarbeit von Deuer und Wild zeigt sich, dass beispielsweise für berufsbegleitend Studierende, Faktoren wie die Sicherheit des Arbeitsplatzes, die Möglichkeit dennoch ihr Privatleben aktiv gestalten zu können und die kurzfristige Anpassung der Arbeitszeiten, entscheidend für die Arbeitgeber*innenattraktivität ist. Mit diesem Wissen, lassen sich je nach Ressourcen und Möglichkeiten innerhalb der eigenen Organisation entsprechende Maßnahmen ableiten (Deuer & Wild; 2018: S:50).

4 Empirische Untersuchung

In diesem Kapitel, wird die quantitative Methodik und Vorgehensweise in Bezug auf den Forschungsprozess und die wissenschaftliche Herangehensweise dieser Forschungsarbeit weiter ausgeführt. Konkret wird das Erhebungsinstrument sowie der Feldzugang, das Sampling und vor allem die Datenerhebung sowie deren Analyse und Auswertung beschrieben. Außerdem werden die Gütekriterien quantitativer Forschung und die ethische Herangehensweise beleuchtet.

4.1 Quantitative Sozialforschung

Da für die die Beantwortung der Forschungsfrage sowie der Arbeitshypothesen ein quantitativer Forschungszugang sinnvoll ist, wurde unter Berücksichtigung der Sinnhaftigkeit, aber auch forschungsökonomischen Realisierbarkeit im Rahmen dieser Masterthesis, die Quotenstichprobe gewählt, indem eine bewusste Auswahl der Populationszusammensetzung im Sinne der Auszubildenden für Gesundheits- und Krankenpflegeberufe in niederösterreichischen Ausbildungsstätten getroffen wurde (Döring & Bortz; 2016: S.306). In Zusammenhang mit dieser Masterthesis wurde eine quantitative Forschungslogik verfolgt, da das primäre Ziel die Beschreibung sowie Erläuterung von Zusammenhängen zwischen den abgefragten Themen des Fragebogens und der zukünftigen Arbeitgeberwahl von Auszubildenden für Pflegeberufe in Niederösterreich darstellt. Zu diesem Zweck wurde eine Erhebungsmöglichkeit gewählt, welche möglichst viele Untersuchungsfälle miteinbeziehen kann um in weiterer Folge repräsentative Schlussfolgerungen für die Gesamtheit der zukünftigen Pflegepersonen in Niederösterreich treffen zu können (Burzan, N., 2015: S.21). Hierzu wurde vorab, nach der Durchsicht aktueller Fachliteratur, zu Themen wie der Arbeitgeber*innenattraktivität in der Pflege festgelegt, welche Aspekte für die konkrete und strukturierte Erstellung der weiteren Schritte des quantitativen Forschungsprozesses wichtig sind. Darauf basierend wurden in Folge die Forschungsfrage, die dazugehörigen Hypothesen sowie das Erhebungsinstrument entwickelt. Hierbei liegt das Ziel ganz klar auf der Überprüfung themenspezifischer Annahmen und Erläuterungen und nicht darin, diese Theorien erst im Laufe des Forschungsprojektes zu entwickeln (Burzan, N., 2015: S.22). Der überwiegend lineare Forschungsablauf eines quantitativen Forschungsprojektes wurde eingehalten. Das angewandte Erhebungsinstrument wurde zwar von der Autorin selbst erstellt, dies geschah jedoch in enger Anlehnung an die bestehende Fachliteratur zu den gewählten Themenblöcken und vor allem bezugnehmend auf das, im Folgekapitel beschriebene, standardisierte Erhebungsinstrument. Hierbei wurden die bereits ausgeführten Gütekriterien quantitativer Forschung, wie beispielsweise die Objektivität oder die Validität, in allen Arbeitsschritten bestmöglich berücksichtigt (Burzan, N., 2015: S.22). Im letzten Schritt wurden die erhobenen Daten mittels SPSS in einem statistischen Verfahren aufbereitet, ausgewertet und im Rahmen dieser Arbeit nachvollziehbar dargestellt (Burzan, N., 2015: S.22). Im Sinne des quantitativen Forschungsansatzes wird hierbei hypothesenprüfend deduktiv vorgegangen, indem vom Allgemeinen, also der Forschungsfrage und den dazugehörigen Hypothesen, auf Einzelfälle geschlossen werden kann, auf keinen Fall jedoch umgekehrt (Burzan, N., 2015: S.23).

4.2 Beschreibung des Erhebungsinstrumentes

Anhand der Ergebnisse der Literaturrecherche und der daraus ersichtlichen Kriterien im Zusammenhang mit der Arbeitsplatzattraktivität sowie dem Personalrecruiting, wurde das für diese Arbeit genutzte und im Anhang angeführte Instrument, von der Autorin in Anlehnung an „Employer attractiveness inventory (AGA-I) A German instrument to measure organizational attractiveness“ (Lohaus, Rietz; 2020) selbst erstellt. Als Pretest wurde der Fragebogen vorab an 15 Personen versendet. Dabei handelte es sich um 5 Pflegepersonen, welche bereits im Beruf tätig sind und 10 Testpersonen sind Auszubildende für Berufe der Gesundheits- und Krankenpflege. Selbstverständlich gilt auch für die Teilnehmer des Pretests derselbe Anspruch auf Anonymität und die Ergebnisse werden in das Erhebungsinstrument eingearbeitet, die Fragebögen jedoch zeitnah wieder gelöscht, um die Auswertung nicht zu verfälschen. Der Fragebogen wurde mithilfe von „Google Formulare“ unter einer eigens dafür angelegten E-Mailadresse erstellt, in einem ausschließlich für diesen Zweck genutzten Zugang auf den ausschließlich die Autorin Zugriff hat, um Anonymität gewährleisten zu können. Sowohl eine allgemeine Information vorab, als auch die Garantie für die Einhaltung der forschungsethischen Kriterien werden vor Beginn der Beantwortung noch einmal angeführt, ebenso die datenschutzrelevante Information, dass die befragte Person mit der Beantwortung des Fragebogens automatisch auch der Nutzung der diesbezüglichen Daten, zum Zweck dieser Arbeit, zustimmt. Die ersten drei Fragen des selbsterstellten Erhebungsinstrumentes sind in Form von Nominalskalen zu beantworten, da das Alter, das Geschlecht und die Art der Ausbildung in der Gesundheits- und Krankenpflege erhoben werden. Welche Ausbildungsstätte die Befragten besuchen ist beabsichtigt nicht Inhalt des Erhebungsinstrumentes und dient zusätzlich der Anonymität.

Dadurch können auch auf einzelne Standorte keine Rückschlüsse gezogen werden. Ebenso wenig durch die anderen Items des Erhebungsinstrumentes. Alle darauffolgenden Fragen werden mittels einer Ordinal- beziehungsweise Rangskala von eins-vier abgefragt (Beller, S.; 2016: S.30). Insgesamt beinhaltet das Erhebungsinstrument 56 Items. Die einzelnen abgefragten Items sind so formuliert, dass sie in keinem Kontext zueinanderstehen, sie sind jedoch in folgende Themenblöcke gegliedert (Kallus, K.; 2016: S.68):

-Persönliche Aspekte (13 Items)

-Organisationsstruktur (17 Items)

-Umgebung und Zusatzangebote des Arbeitgebers (21 Items)

-Gesellschaftliche Aspekte (5 Items)

Jene Gliederung ist während des Beantwortens der Fragen nicht ersichtlich, sondern sie erscheinen jeder beantwortenden Person in einer zufälligen Reihenfolge um eine Zusammenhangsbias zu vermeiden. Die Skala bietet jeweils die Auswahl von 1 (Unbedeutend) bis zu 4 (Ausschlaggebend). Die Anzahl der vier Abstimmungsmöglichkeiten wurde gewählt um einerseits die Antworttendenz zur „diplomatischen Mitte" bei einer ungeraden Skalierung zu vermeiden und um die Antwortmöglichkeit konkreter abzustimmen als es Beispielsweise mit sechs Auswahlmöglichkeiten der Fall wäre. Auch auf die Vermeidung des Negationseffektes durch doppelte Verneinungen wurde geachtet (Kallus, K.; 2016: S.55). Zur Vermeidung des Nähe-Fehlers sind die Befragungsitems sowohl in dieser Thesis, als auch in der Auswertung der Daten in die oben genannten Blöcke zusammengefasst, während der Beantwortung erscheinen sie für die beantwortende Person jedoch zufällig gemischt (Kallus, K., 2016: S.56). Die Benennung der Skalierung ist kurzgehalten, möglichst verständlich und dem Fragekonzept entsprechend formuliert. Diese Faktoren werden während des Pretests konkret abgefragt.

Bei der Erstellung des Fragebogens wurde auch darauf geachtet Mehrfachskalierungen zu vermeiden (Kallus, K.; 2016: S.67). Die letzte Frage ist eine offene Frage, um Informationen, welche der Fragebogen nicht beinhaltet, welche jedoch trotzdem für die befragten Personen relevant sind, nicht zu verlieren.

4.3 Sampling und Feldzugang

Die Samplinggruppe für die quantitative Forschung dieser Arbeit bildeten Auszubildende in Ausbildungsstätten, im Sinne von Gesundheits- und Krankenpflegeschulen sowie weiteren Ausbildungsstätten für Gesundheits- und Krankenpflege und Fachhochschulen in Niederösterreich. Dazu wurde das Erhebungsinstrument mittels Link in einer E-Mail, welcher durch die dementsprechenden Einrichtungs– oder Lehrgangsleitungen an die Auszubildenden gesendet wurde, an die Samplinggruppe verteilt. Inkludiert wurden jene Ausbildungsjahrgänge bzw. Semester welche bereits Erfahrung in der Praxis sammeln konnten und sich gegen Ende ihrer Ausbildung befinden. In den Fachhochschulen betrifft dies das fünfte und sechste Semester, für Pflegeassistenzen die zweite Hälfte ihrer Ausbildung und für Auszubildende zu Pflegefachassistent*innen inkludiert dies das gesamte zweite Ausbildungsjahr. Befragt werden Auszubildende für die Berufe der Pflegeassistenz, Pflegefachassistenz, Diplomierten Gesundheits- und Krankenpflege, sowie der Bachelor in Gesundheits- und Krankenpflege. Diese Auswahl wurde so getroffen um eine Möglichst hohe Rücklaufquote zu erhalten und dennoch die aktuelle Generation an Absolvent*innen in Niederösterreich abzubilden. Somit sollen all jene pflegerischen Berufsgruppen inkludiert werden, welche in den nächsten Jahren in unseren Gesundheitseinrichtungen in Österreich, laut aktuellem wissenschaftlichen

Stand, fehlen werden. Die Erhebungsmethode wurde gewählt um damit eine möglichst große und damit aussagekräftige Menge an Daten zu erheben. Der Rücklauf wurde berechnet indem die zuständigen Einrichtungs– oder Lehrgangsleitungen, welche die Befragung an ihre Auszubildenden weiterleiteten, Rückmeldung über die Anzahl jener Auszubildenden gaben, welche den Fragebogen erhielten.

In der Praxis ist es oftmals nicht möglich, eine Totalerhebung von Daten an der sogenannten Grundgesamtheit der Elemente durchzuführen. Deshalb ist es sinnvoll, limitierte Ressourcen bei der Erhebung zu bündeln, wenn die Stichprobengröße ausreicht um aussagekräftig zu sein und den forschungsethischen Ansprüchen genügt. Wenn die Ressourcen entsprechend sinnvoll auf die Stichprobe konzentriert werden, können dadurch bessere Resultate und eine größere Ausschöpfung erzielt werden (Baur, N. & Blasius, J.; 2014: S.283). Die Samplinggruppe, welche im Rahmen dieser Arbeit befragt wird, ist eine Stichprobe der Grundgesamtheit an Auszubildenden für Gesundheits- und Krankenpflegeberufe in Niederösterreich, da sie zum einen örtlich auf Niederösterreich und zum anderen innerhalb ihrer Ausbildung auf den bisherigen Fortschritt eingegrenzt werden. Die Entscheidung für diese Einschränkung wurde bewusst getroffen, da die zeitlichen Ressourcen während des berufsbegleitenden Studiums der Autorin begrenzt sind. Somit werden gezielte homogene Stichproben im Rahmen dieser Arbeit erhoben indem die Zielgruppe der Auszubildenden über einen einzigen Rekrutierungsweg angesprochen werden um die konkrete Rücklaufquote ermitteln zu können (Döring & Bortz; 2016: S.305). Eine weitere Limitation stellt der fehlende persönliche Zugang zur Samplinggruppe dar, wodurch eine zusätzliche Motivation zur Teilnahme an der Befragung nicht möglich ist. Zuletzt ist nicht nur die Teilnahme der Auszubildenden an der Befragung, sondern auch die Weiterleitung an diese durch die Einrichtungs- und Lehrgangsleitungen freiwillig, wodurch ein weiteres Hindernis für eine hohe Rücklaufquote entsteht.

4.4 Datenerhebung

Die Methode der Datenerhebung wurde so gewählt, dass sowohl die Forschungsfrage konkret beantwortet werden kann, als auch die Hypothesen damit geprüft werden konnten. Die Hypothesen in dieser Arbeit sind gerichtete und spezifische Hypothesen, da sie Vergleiche der einzelnen Elemente darstellen, da bei H1, H2 und H5 außerdem eine vermutete Richtung des Vergleichsergebnisses mitformuliert wurde. H3 und H4 sind spezifische Hypothesen, da sie auf eine erwartete Größe im Effektzusammenhang zwischen konkreten Elementen schließen (Ritschel, V. et. al.; 2016: S.16). Wie bereits im ersten Kapitel beschrieben besteht diese Arbeit aus einem theoretischen und einem empirischen Teil. Die Erhebung der Daten für den empirischen Teil erfolgte mittels des versendeten Online-Fragebogen. Der Erhebungszeitraum war Montag 7.November 2022 bis Montag den 12. Dezember 2022 und somit genau ein Monat. Gesendet wurde der Link zur Befragung, nach telefonischer Vorabsprache mit der jeweiligen Leitung der Lehrgänge oder der Ausbildungsstätten, per E-Mail mit den Begleitinformationen als Text in der E-Mail. Der Link führte die Auszubildenden direkt zu dem Fragebogen in Google Formulare, wo sie noch einmal sämtliche relevanten Informationen zum Thema Datenschutz, Anonymität und Einwilligung erhielten. Auf das eigens dafür angelegte Konto hat ausschließlich die Autorin Zugriff und darauf wurden die erhobenen Daten extrahiert, um sie in SPSS weiterzubearbeiten und zu analysieren.

4.5 Gütekriterien quantitativer Forschung

Für die Durchführung eines Praxisforschungsprojektes ist die bestmögliche Einhaltung von Gütekriterien essentiell um einerseits die Qualität eines Forschungsprojektes beurteilen zu können und andererseits die Datenerhebung und -verarbeitung überprüfen zu können (Moser, H.; 2015: S.49). Folgende vier Kriterien sollten bei einem Praxisforschungsprojekt erfüllt sein um die Qualität eines Forschungsprojektes zu gewährleisten:

- Das Gütekriterium der **Stimmigkeit** gibt Aufschluss darüber ob die gewählte Forschungsmethode geeignet ist um das Ziel der Forschung zu erreichen.
- Mittels des Kriteriums der **Transparenz** wird festgelegt, dass sowohl das Ziel eines Forschungsprojektes als auch die gewählten Methoden und der Verlauf des Projektes detailliert dargestellt werden.
- Die **Adäquatheit** setzt voraus, dass die Ergebnisse der Forschung mit dem Thema der inhaltlichen Abhandlung übereinstimmen.
- Das vierte Gütekriterium, die **Anschlussfähigkeit**, zeigt an, inwieweit die Ergebnisse des aktuellen Forschungsprojektes mit den bisherigen wissenschaftlichen Erkenntnissen verknüpft werden können (Moser, H.; 2015: S.50,51).

Ebenfalls gilt für die quantitative Praxisforschung noch der Anspruch auf Objektivität, Reliabilität und Validität.

Objektivität: Da die Interpretationsobjektivität in der quantitativen Sozialforschung aufgrund der notwendigen Interpretation und Beurteilung der Befragungsergebnisse nicht erfüllt werden kann, ist es hierbei umso wichtiger, die Durchführungsobjektivität durch die Nutzung standardisierter Fragebögen zu gewährleisten (Baur & Blasius; 2014:S.426, 427). Um

Einschränkungen in der Durchführungsobjektivität zu verhindern wurden bei der Erstellung des für diese Arbeit genutzten Erhebungsinstrumentes, neben der Orientierung an einem validen Fragebogen, noch Vorabmaßnahmen, wie beispielsweise die geplante Durchmischung der einzelnen Items während der Befragung, eingearbeitet. Um die Auswertungsobjektivität zu gewährleisten wird die Dokumentation der erhobenen Daten sowie der detailliert beschriebene Umgang mit auftretenden fehlenden Werten angeführt. Ebenso wurden die Daten in SPSS umcodiert um sie entsprechend aufzubereiten und darstellen zu können. Auf diese Weise ist es bei der Auswertung der Daten ebenfalls möglich mehrere Indikatoren additiv miteinander in Verbindung zu bringen und darzustellen. Auch die Interpretation der Ergebnisse wird als solche detailliert beschrieben (Burzan, N., 2015: S.26).

Reliabilität: Reliabilität in der quantitativen Forschung definiert die Zuverlässigkeit und somit auch die Wiederholbarkeit von Erhebungsabläufen und Instrumenten, welche wiederholt zu denselben Zielen führen. Obwohl damit die Genauigkeit einer Messung sichergestellt werden soll, kann nicht davon ausgegangen werden, dass solche Messungen fehlerfrei sind (Baur & Blasius; 2014:S.428,429). Um die Erhebung reliabel zu machen wird die Erstellung des Erhebungsinstrumentes in dieser Arbeit ausgeführt und das Instrument befindet sich im Anhang. Um die Genauigkeit sowie Zuverlässigkeit der Messung zu prüfen und gegebenenfalls Mehrdeutigkeiten in der Formulierung der Fragen auszuschließen wurde der oben beschriebene Pre-Test durchgeführt. Im Sinne der Reliabilitätsschätzung wird die Erhebung über einen Zeitraum von einem Monat in der gleichen Zielgruppe mit den gleichen Items sowie Samplingkriterien durchgeführt um sich so dem „wahren Wert“ so gut wie möglich anzunähern. Bei der Auswertung kann die Trennschärfe jedes einzelnen Items durch die

Korrelation des jeweiligen Itemwerts mit dem Wert des Ergebnisindex (n-1) abgebildet werden.

Validität: Das Gütekriterium der Validität in der quantitativen Forschung gibt an, wie genau das gewählte Messinstrument das gemessene Phänomen erfasst. Somit sollen die einzelnen erhobenen Dimensionen möglichst genau und vollständig eingegrenzt beschreibbar sein. Dadurch wird verhindert, dass sie mit anderen Themenfeldern vermischt werden (Baur & Blasius; 2014:S. 431-433). Für die Inhaltsvalidität orientiert sich die Autorin zur Erstellung des Fragebogens am aktuellen wissenschaftlichen Stand, welcher im Theorieteil der Arbeit ausgeführt ist, um das theoretische Konstrukt hinter den gewählten Items sichtbar zu machen. Außerdem wurden die Items des Fragebogens im Sinne der Reliabilität in übergeordnete Themenblöcke unterteilt und darüber hinaus jeweils so formuliert, dass jedes für sich unabhängig zu den anderen Items steht um eine reproduzierbare Auswertung zu ermöglichen. Um der Konstruktvalidität Genüge zu tun, wurden aus der Fragestellung und dem theoretischen Hintergrund des Erhebungsinstrumentes die Hypothesen der Arbeit erstellt. Für die Strukturvalidität orientiert sich das für diese Arbeit erstellte Erhebungsinstrument an einem bereits bestehenden und validen Fragebogen.

Tabelle 6: Methodischer Steckbrief

Befragungszeitraum	Montag 7.November 2022 bis Montag den 12. Dezember 2022
Erhebungsform	Anonyme Onlinebefragung
Erhebungsinstrument	Fragebogen mit geschlossenen Fragen
Art der Befragung	Onlinebefragung via Google Formulare
Gesamtheit	N= 346 ausgesendete Fragebögen
Stichprobengröße	n= 66 beantwortete Fragebögen
Auswertungsprogramm	SPSS

Quelle: eigene Darstellung

4.6 Forschungsethische Prinzipien

Ethik in der Forschung dient grundsätzlich dem Schutz der Persönlichkeitsrechte und der Daten, welche im Zuge einer Arbeit erhoben und genutzt werden. Außerdem muss durch sie das Vertrauen der Öffentlichkeit in die Forschung selbst sowie in Forschungsprojekte aufgebaut und vertieft werden. Einen besonders hohen Stellenwert hat die Forschungsethik im Gesundheitswesen, da es hier zumeist um die Arbeit mit, an oder für Menschen geht (Ritschel, V. et. al.; 2016: S.29). Die oberste Prämisse in der sozialwissenschaftlichen Forschung ist, dass für Teilnehmer*innen an einer Untersuchung oder gar ganzen Gruppierungen dadurch kein Schaden entstehen darf. In diesem Sinne ist das wichtigste

Prinzip in der Sozialforschung das Recht auf informierte Einwilligung. Diese Einwilligung beinhaltet die vollständige und verständlich formulierte Aufklärung über die Hintergründe sowie Ziele eines Forschungsprojektes. Hierbei ist besonders darauf zu achten, dass die Ziele zwar verständlich und vollständig erklärt sind, deren Formulierung das Antwortverhalten der befragten Personen jedoch nicht beeinflusst (Gläser, J. & Laudel, G.; 2010: S.51-55). Konkret beinhaltet die Aufklärung den Zweck der Forschungsarbeit, benötigte Zeitressourcen, eventuelle Konsequenzen, das Recht darauf die Teilnahme abzulehnen, die Garantie auf Vertraulichkeit und Anonymität sowie deren Grenzen und die Kontaktperson bei offen geblieben Fragen zur Forschungsarbeit sowie deren Ergebnissen. Ein weiterer Grundsatz für ethische Forschungsarbeit in der Sozialforschung ist die Nicht-Diskriminierung. Diese Forderung bezieht sich sowohl auf die Befragten als auch auf Fachkolleg*innen. Dementsprechend muss es möglich sein auch an der eigenen wissenschaftlichen Arbeit Kritik zu akzeptieren und die wissenschaftlichen Leistungen anderer, unabhängig von beispielsweise der Ethnie oder dem Geschlecht, anzuerkennen (Baur, N. & Blasius, J.; 2014: S.82, 88, 89). Unabhängig von der ethischen Verpflichtung gegenüber den befragten Personen stellt das Verhalten gegenüber den Fachkolleg*innen das zweite miteinzubeziehende Feld der Forschungsethik dar. In diesem Zusammenhang muss darauf geachtet werden transparent zu arbeiten, sämtliche genutzte Quellen nachvollziehbar zu kennzeichnen und keine Ergebnisse zu fälschen. Ebenso wichtig ist die Nennung aller an einem Projekt mitarbeitenden Personen, sowie die Auswahl eben dieser aufgrund ihrer fachlichen Expertise und nicht aufgrund anderer Merkmale, wie beispielsweise dem Geschlecht oder dem Alter, um Interessenskonflikte zu vermeiden (Gläser, J. & Laudel, G.; 2010: S.56).

Die für diese Arbeit gewählte Datenerhebung sowie Auswertungsmethode entspricht den Prinzipien der Schadlosigkeit für die befragten Auszubildenden, deren Anonymität, des Datenschutzes und der informierten Einwilligung. Der Schutz der befragten Auszubildenden wurde von vornherein bei der Forschungsfrage sowie der Erstellung des Erhebungsinstrumentes bedacht und in diesem Sinne findet die Befragung vollständig anonymisiert mittels eines Onlinefragebogen statt. Die Fragen sind so formuliert und der Inhalt so gewählt, dass weder auf einzelne Personen oder Personengruppen noch auf einzelne Ausbildungsstätten Rückschlüsse gezogen werden können. Für die Sammlung der Daten wurde ein ausschließlich dafür verwendetes Konto für Google Formulare eingerichtet auf das ausschließlich die Autorin Zugriff hat. Auch diese bekommt die Daten bereits vollständig anonymisiert zur Auswertung. Nach der vollständigen Auswertung der Daten und Fertigstellung der Arbeit werden alle Daten, welche nicht ohnehin in der Arbeit vorgestellt werden, vollständig vernichtet. Die Befragten bekommen in der E-mail mit dem Link zur Befragung bereits eine allgemeine Information über den Inhalt, die Ziele, die Hintergründe sowie die eingehaltenen forschungsethischen Kriterien. Darüber hinaus erhalten sie diese Informationen in der Einleitung des Fragebogens erneut und werden ausdrücklich darauf hingewiesen, dass sie mit der Teilnahme an der Befragung mit der Weiterverwendung ihrer Daten, in Zusammenhang mit der Erstellung dieser Arbeit, einverstanden sind. Sollten dennoch Fragen für die Auszubildenden offen bleiben sind Kontaktdaten angegeben um sich mit der Autorin in Verbindung zu setzten.

5 Ergebnisse

In diesem letzten Kapitel der Arbeit werden die erhobenen Daten dargestellt sowie die Forschungsfrage anhand der Ergebnisse objektiv beantwortet und die dazugehörigen Hypothesen dargestellt. Die für die Transparenz und Nachvollziehbarkeit der Ergebnisse werden die Antworten zu den einzelnen Items des Erhebungsinstrumentes zum einen beschrieben und zum anderen grafisch dargestellt.

5.1 Darstellung der erhobenen Daten

Da die Grundlage für die Auswertung und Analyse die erhobenen Messwerte sowie deren korrekte Verarbeitung sind wurden die, durch die Befragung erhobenen, Rohdaten zunächst in einem Exceldokument aus Google Formulare gespeichert und gesichtet, in weiterer Folge in SPSS übertragen und ausgewertet (Beller, S.; 2016: S.69). Im Anschluss wurden die Antworten der abgefragten Items univariat, anhand ihrer Häufigkeit, in Form einer deskriptiven Statistik dargestellt und mit entsprechenden Balkendiagrammen grafisch abgebildet (Burzan, N., 2015: S. 145). Balkendiagramme wurden für die Darstellungen gewählt, da auf diese Weise das ordinale Messniveau der Itemausprägung am kompaktesten und übersichtlichsten grafisch abgebildet werden kann, da es sich um die Ausprägung sowie Wertigkeit der einzelnen Antwortmöglichkeiten, nicht aber nach Häufigkeiten oder Rangordnungen handelt (Beller, S.; 2016: S.30). Insgesamt wurde niederösterreichweit versucht, mehrere Ausbildungsstätten für die Teilnahme zu gewinnen, letztendlich haben sieben Leitungen die Befragung an die Auszubildenden weitergeleitet, welche die Samplingkriterien erfüllen und der Autorin jeweils rückgemeldet, wie viele Auszubildende dies pro Standort sind. Zu den Ausbildungsstätten, in welchen die Befragung weitergeleitet wurde, zählen Fachhochschulen und Allgemeine Schulen für Gesundheits- und Krankenpflege. In dem Befragungszeitraum von 7. November 2022 bis 12. Dezember 2022 wurden 364 Fragebögen (=N) an die Samplinggruppe ausgesandt und der Rücklauf betrug 66 vollständig oder großteils beantwortete Fragebögen (=n). Die Rücklaufquote beträgt somit 19,08% (0,1908). Diese verhältnismäßig geringe Ausschöpfung kann einerseits an der empfundenen Anonymität der befragten durch die online durchgeführte schriftliche Befragung und andererseits an dem erhöhten Arbeitsaufkommen der Auszubildenden gegen Ende ihrer Ausbildung liegen (Burzan, N., 2015: S. 95). Um die Anonymität der einzelnen beantwortenden Personen zu gewährleisten werden Faktoren wie das Alter, das Geschlecht und die konkrete Berufsgruppenwahl im Rahmen dieser Arbeit nicht mit anderen Merkmalen in Zusammenhang gebracht und beispielsweise die beantwortenden Berufsgruppen der Vollständigkeit halber zwar abgebildet, jedoch im Rahmen dieser Arbeit aufgrund der kleinen Gruppierungen jeweils als Gesamtheit an Auszubildenden betrachtet.

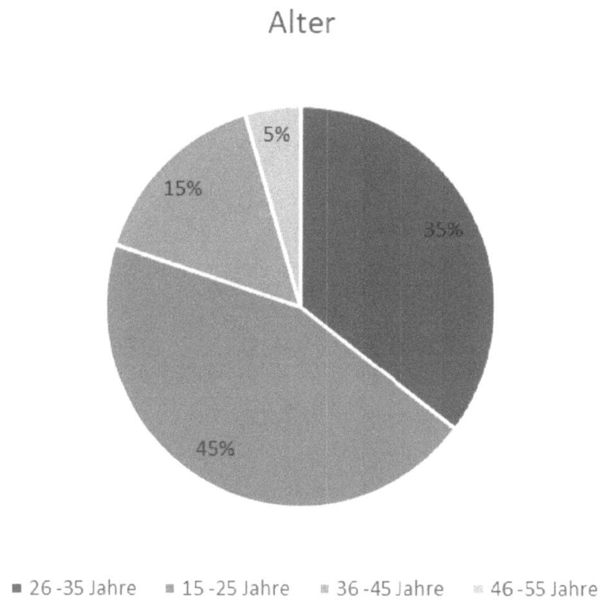

Abbildung 4: Altersverteilung der beantwortenden Auszubildenden, Angaben in Prozent

29 der beantwortenden Auszubildenden waren laut eigenen Angaben zwischen 15 und 25 Jahren alt. 23 Personen waren zwischen 26 und 35 Jahre alt. 10 Beantwortende bewegten sich in der Altersspanne zwischen 36 und 45 Jahren. Drei mal wurde das Alter zwischen 46 und 55 Jahren angegeben und eine Person hat bei dieser Frage keine Antwort gewählt.

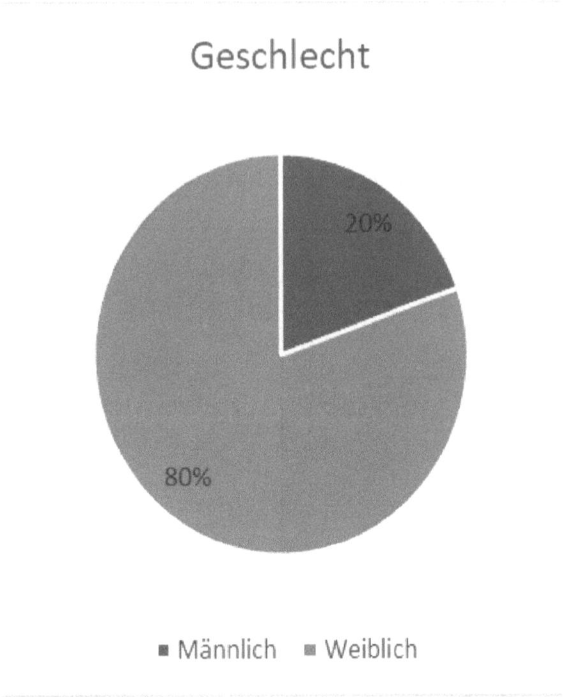

Abbildung 5: Geschlechterverteilung der beantwortenden Auszubildenden, Angaben in Prozent

Von den beantwortenden Personen waren 53 weiblich und 13 männlich. Divers stand zwar als Auswahlmöglichkeit zur Verfügung, wurde jedoch von niemandem angegeben. Sämtliche Personen, welche den Fragebogen beantworteten, gaben Angaben zu ihrem Geschlecht an.

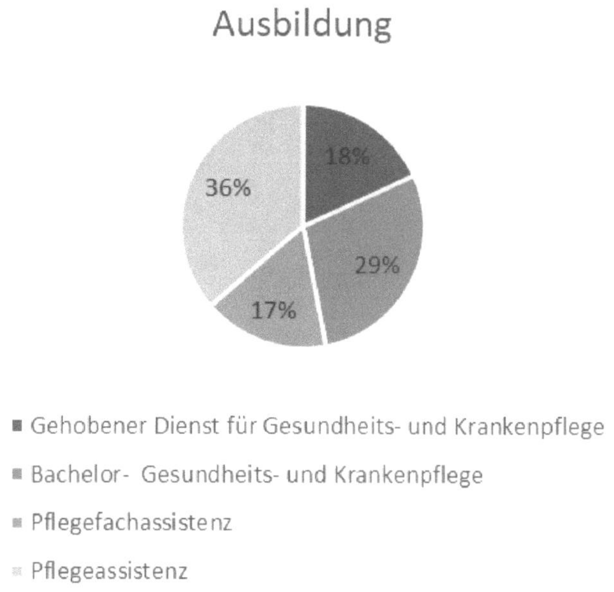

Abbildung 6: Aufteilung nach Berufswahl, Angaben in Prozent

Sämtliche Personen welche den Fragebogen erhielten machten Angaben zu ihrer Ausbildungsrichtung. 12 beantwortende Personen absolvieren eine Ausbildung zur Diplomierten Gesundheits- und Krankenpflegeperson. Zu den Studierenden von Gesundheits- und Krankenpflege zählen sich 19 Menschen. 11 Auszubildende befinden sich in der Ausbildung zur Pflegefachassistenz und 24 zu Pflegeassistenzen.

Persönliche Aspekte

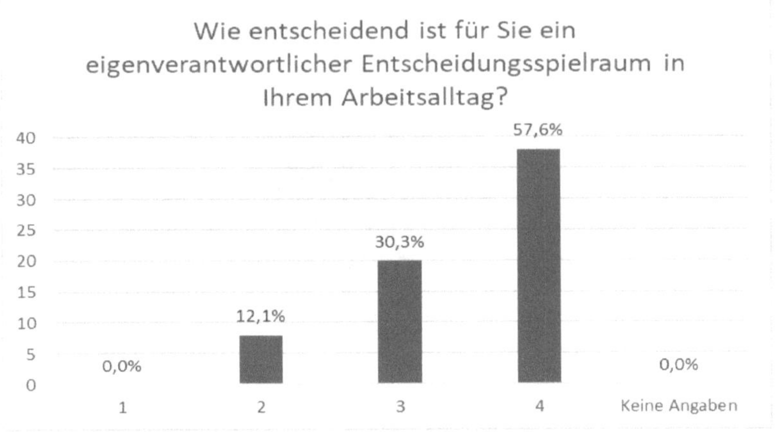

Abbildung 7: Entscheidungsspielraum, Angaben in Prozent

Keine der beantwortenden Personen gab an, dass ein eigenverantwortlicher Entscheidungsspielraum im eigenen Arbeitsalltag unbedeutend ist. Für acht Auszubildende ist dieser kaum ausschlaggebend. 20 der Beantwortenden gaben an, dass dieser eher ausschlaggebend ist und 38 bewerten diesen als ausschlaggebend.

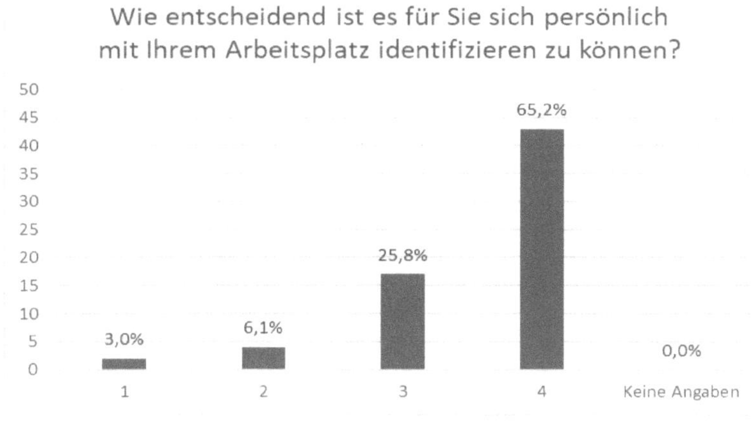

Abbildung 8: Identifikation mit dem Arbeitsplatz, Angaben in Prozent

Zwei der beantwortenden Personen gaben an, dass die persönliche Identifikation mit ihrem Arbeitsplatz für sie unbedeutend ist. Für vier Auszubildende ist dies kaum ausschlaggebend. 17 der Beantwortenden gaben an, dass diese eher ausschlaggebend ist und 43 bewerten diesen als ausschlaggebend.

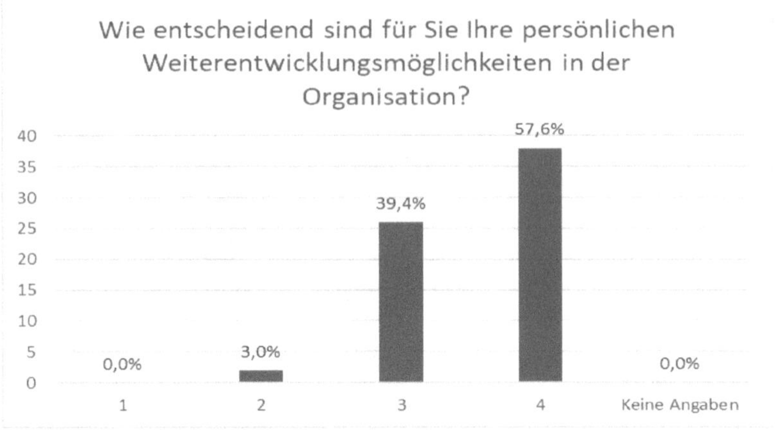

Abbildung 9: Persönliche Weiterentwicklungsmöglichkeiten, Angaben in Prozent

Keine der beantwortenden Personen gab an, dass die persönlichen Weiterentwicklungsmöglichkeiten in der Organisation für sie unbedeutend sind. Für zwei Auszubildende sind diese kaum ausschlaggebend. 26 der Beantwortenden gaben an, dass diese eher ausschlaggebend ist und 38 bewerten diese als ausschlaggebend.

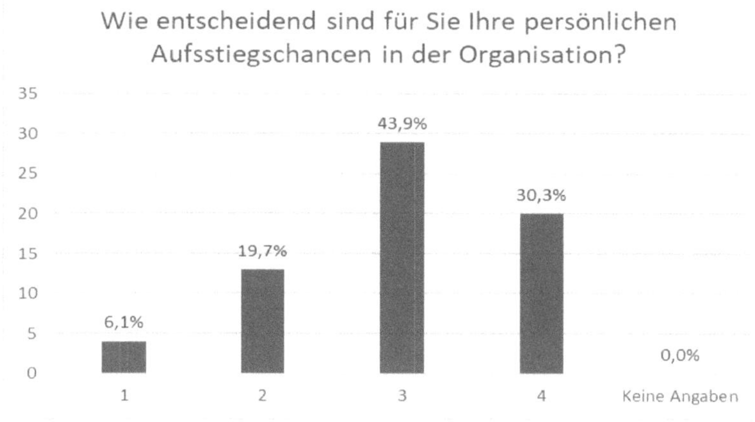

Abbildung 10: Persönliche Aufstiegschancen in der Organisation, Angabe in Prozent

Vier der beantwortenden Personen gaben an, dass die persönlichen Aufstiegschancen in der Organisation für sie unbedeutend sind. Für 13 Auszubildende sind diese kaum ausschlaggebend. 29 der Beantwortenden gaben an, dass diese eher ausschlaggebend sind und 20 bewerten diese als ausschlaggebend.

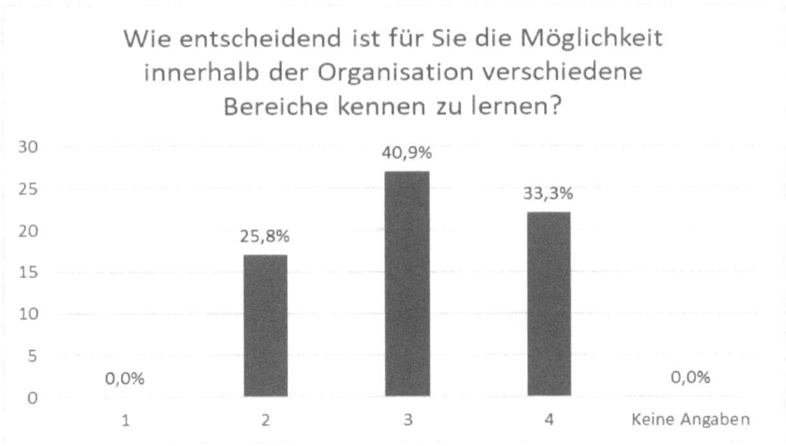

Abbildung 11: Kennenlernen verschiedener Bereiche, Angabe in Prozent

Keine der beantwortenden Personen gab an, dass die Möglichkeit innerhalb der Organisation verschiedene Bereiche kennenzulernen für sie unbedeutend ist. Für 17 Auszubildende ist diese kaum ausschlaggebend. 27 der Beantwortenden gaben an, dass diese eher ausschlaggebend ist und 22 bewerten dies als ausschlaggebend.

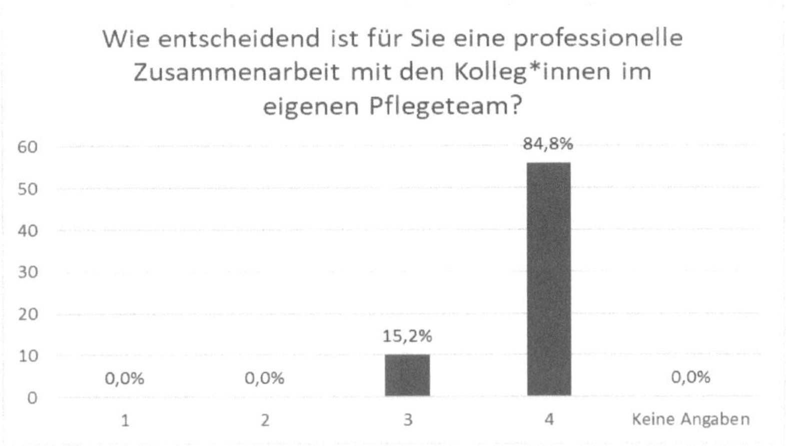

Abbildung 12: Professionelle Zusammenarbeit mit Kolleg*innen, Angaben in Prozent

Keine der beantwortenden Personen gab an, dass eine professionelle Zusammenarbeit mit den Kolleg*innen im eigene Pflegeteam für sie unbedeutend ist. Ebenfalls gab niemand an, dass diese kaum ausschlaggebend sei. 10 der Beantwortenden gaben an, dass diese eher ausschlaggebend ist und 56 bewerten diese als ausschlaggebend.

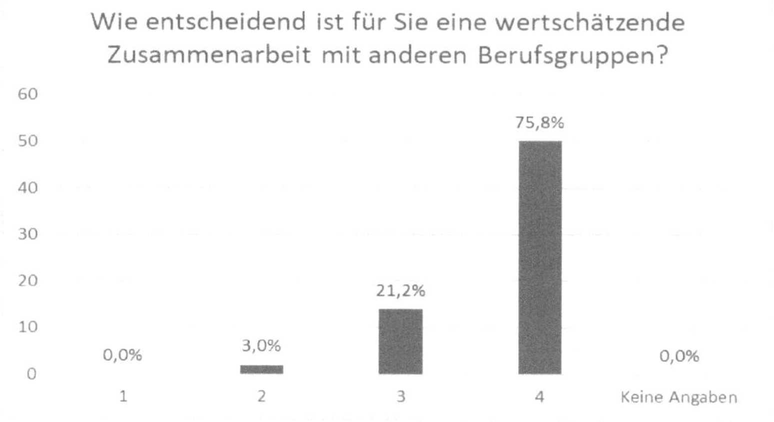

Abbildung 13: Wertschätzende Zusammenarbeit, Angaben in Prozent

Keine der beantwortenden Personen gab an, dass wertschätzende Zusammenarbeit mit anderen Berufsgruppen für sie unbedeutend ist. Für zwei Auszubildende ist diese kaum ausschlaggebend. 14 der Beantwortenden gaben an, dass diese eher ausschlaggebend ist und 50 bewerten dies als ausschlaggebend.

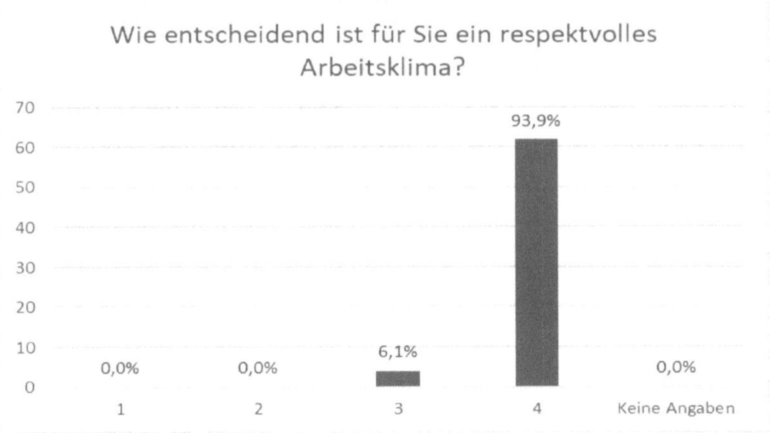

Abbildung 14: Respektvolles Arbeitsklima, Angaben in Prozent

Keine der beantwortenden Personen gab an, dass ein respektvolles Arbeitsklima für sie unbedeutend ist. Ebenfalls niemand gab an, dass dies kaum ausschlaggebend sei. Vier der Beantwortenden gaben an, dass dieses eher ausschlaggebend ist und 62 bewerten dies als ausschlaggebend.

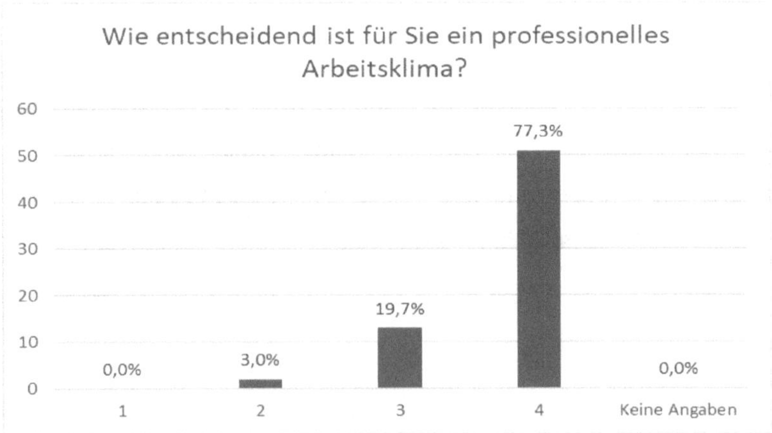

Abbildung 15: Professionelles Arbeitsklima, Angaben in Prozent

Keine der beantwortenden Personen gab an, dass ein professionelles Arbeitsklima für sie unbedeutend ist. Für zwei Auszubildende ist dieses kaum ausschlaggebend. 13 der Beantwortenden gaben an, dass dies eher ausschlaggebend ist und 50 bewerten dieses als ausschlaggebend.

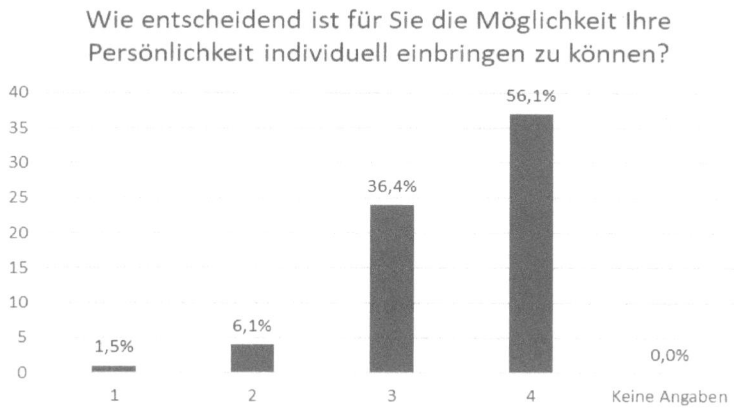

Abbildung 16: Möglichkeit die eigene Persönlichkeit einzubringen, Angaben in Prozent

Eine der beantwortenden Personen gab an, dass die Möglichkeit, die eigene Persönlichkeit individuell einbringen zu können, für sie unbedeutend ist. Für vier Auszubildende ist dies kaum ausschlaggebend. 24 der Beantwortenden gaben an, dass diese eher ausschlaggebend ist und 37 bewerten diese als ausschlaggebend.

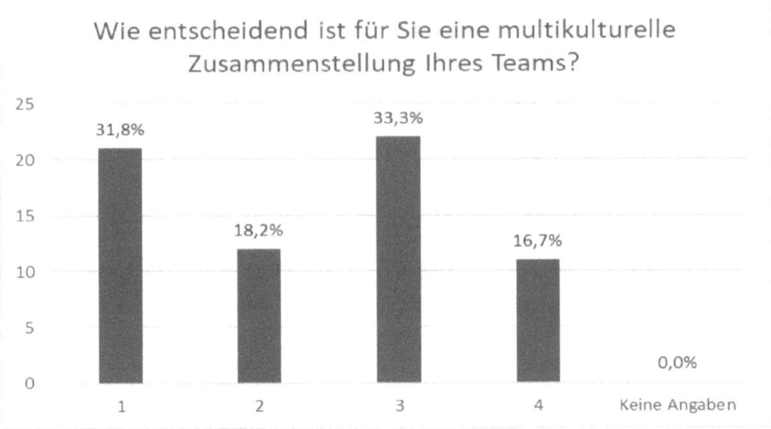

Abbildung 17: Multikulturelles Team, Angaben in Prozent

21 der beantwortenden Personen gaben an, dass eine multikulturelle Zusammenstellung des Teams für sie unbedeutend ist. Für 12 Auszubildende ist diese kaum ausschlaggebend. 22 der Beantwortenden gaben an, dass diese eher ausschlaggebend ist und 11 bewerten dies als ausschlaggebend.

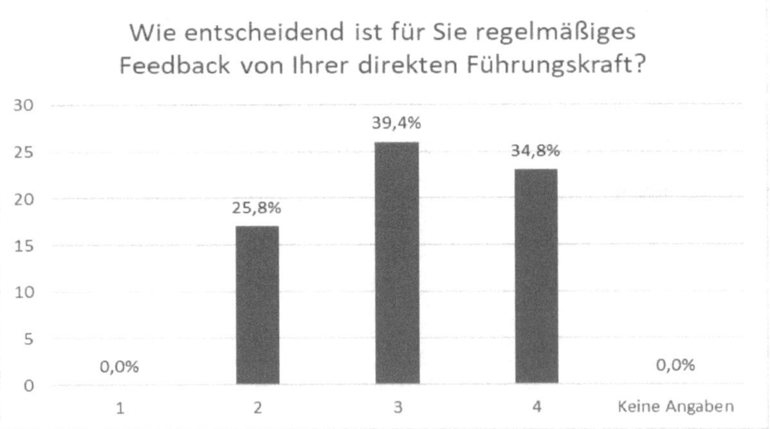

Abbildung 18: Regelmäßiges Feedback von der Führungskraft, Angaben in Prozent

Keine der beantwortenden Personen gab an, dass regelmäßiges Feedback von ihrer direkten Führungskraft für sie unbedeutend ist. Für 17 Auszubildende ist dieses kaum ausschlaggebend. 26 der Beantwortenden gaben an, dass dies eher ausschlaggebend ist und 23 bewerten dieses als ausschlaggebend.

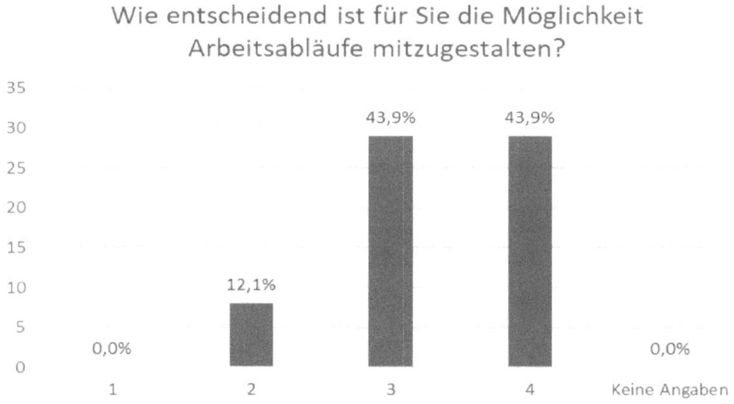

Abbildung 19: Mitgestaltung bei Arbeitsabläufen, Angaben in Prozent

Keine der beantwortenden Personen gab an, dass die Möglichkeit, Arbeitsabläufe mitzugestalten für sie unbedeutend ist. Für acht Auszubildende ist diese kaum ausschlaggebend. 29 der Beantwortenden gaben an, dass dies eher ausschlaggebend ist und 29 bewerten diese als ausschlaggebend.

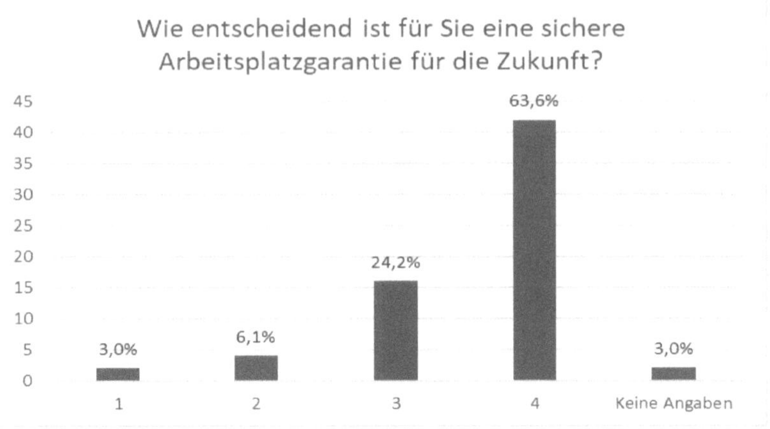

Abbildung 20: Sichere Arbeitsplatzgarantie für die Zukunft, Angaben in Prozent

Zwei der beantwortenden Personen gaben an, dass eine sichere Arbeitsplatzgarantie für die Zukunft, für sie unbedeutend ist. Für vier Auszubildende ist diese kaum ausschlaggebend. 16 der Beantwortenden gaben an, dass dies eher ausschlaggebend ist und 42 bewerten diese als ausschlaggebend. Zwei Personen ließen dieses Item unbeantwortet.

Organisationsstruktur

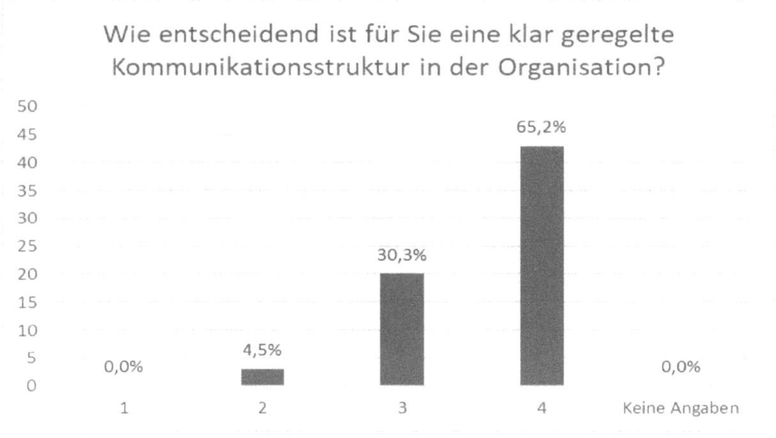

Abbildung 21: Geregelte Kommunikationsstruktur, Angaben in Prozent

Keine der beantwortenden Personen gab an, dass eine klar geregelte Kommunikationsstruktur in der Organisation, für sie unbedeutend ist. Für drei Auszubildende ist diese kaum ausschlaggebend. 20 der Beantwortenden gaben an, dass diese eher ausschlaggebend ist und 43 bewerten dies als ausschlaggebend.

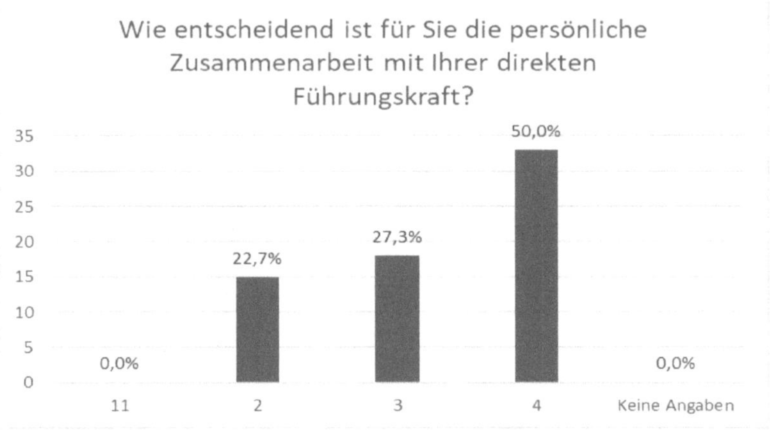

Abbildung 22: Persönliche Zusammenarbeit mit der Führungskraft, Angaben in Prozent

Keine der beantwortenden Personen gab an, dass die persönliche Zusammenarbeit mit ihrer direkten Führungskraft für sie unbedeutend ist. Für 15 Auszubildende ist diese kaum ausschlaggebend. 18 der Beantwortenden gaben an, dass dies eher ausschlaggebend ist und 33 bewerten diese als ausschlaggebend.

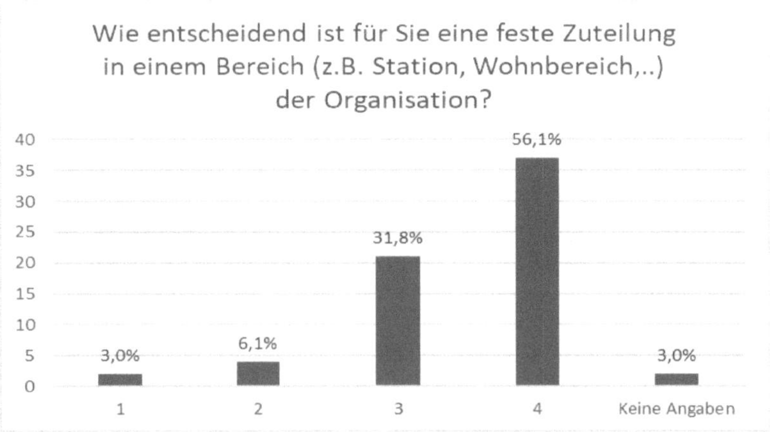

Abbildung 23: Feste Zuteilung in einem Bereich, Angaben in Prozent

Zwei der beantwortenden Personen gab an, dass eine feste Zuteilung in einem Bereich (z.B. Station, Wohnbereich,..) der Organisation, für sie unbedeutend ist. Für vier Auszubildende ist diese kaum ausschlaggebend. 21 der Beantwortenden gaben an, dass dies eher Ausschlaggebend ist und 37 bewerten diese als ausschlaggebend. Zwei der Auszubildenden ließen dieses Item unbeantwortet.

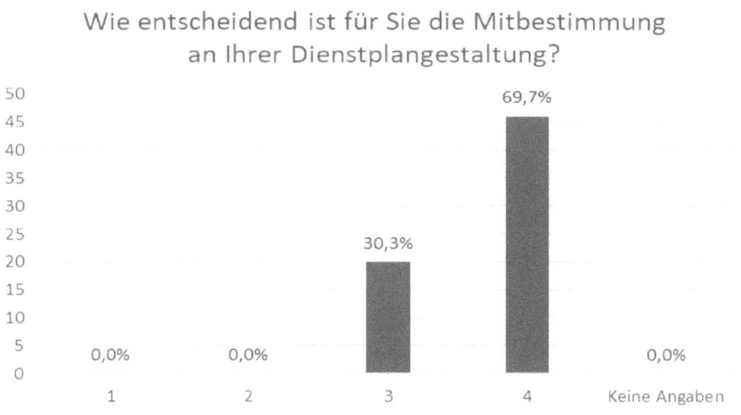

Abbildung 24: Mitbestimmung an Dienstplanbestimmung, Angaben in Prozent

Keine der beantwortenden Personen gab an, dass für sie die Mitbestimmung an ihrer Dienstplangestaltung unbedeutend ist. Ebenfalls gab niemand von den Auszubildende an, dass diese kaum ausschlaggebend ist. 20 der Beantwortenden gaben an, dass dies eher ausschlaggebend ist und 46 bewerten diese als ausschlaggebend.

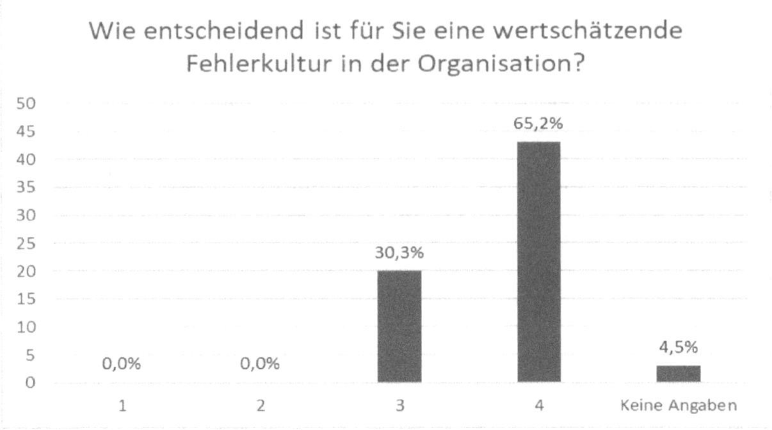

Abbildung 25: Wertschätzende Fehlerkultur, Angaben in Prozent

Keine der beantwortenden Personen gab an, dass für sie eine wertschätzende Fehlerkultur in der Organisation unbedeutend ist. Ebenfalls gab niemand von den Auszubildende an, dass diese kaum ausschlaggebend ist. 20 der Beantwortenden gaben an, dass dies eher ausschlaggebend ist und 43 bewerten dieses als ausschlaggebend. Drei der Auszubildenden ließen dieses Item unbeantwortet.

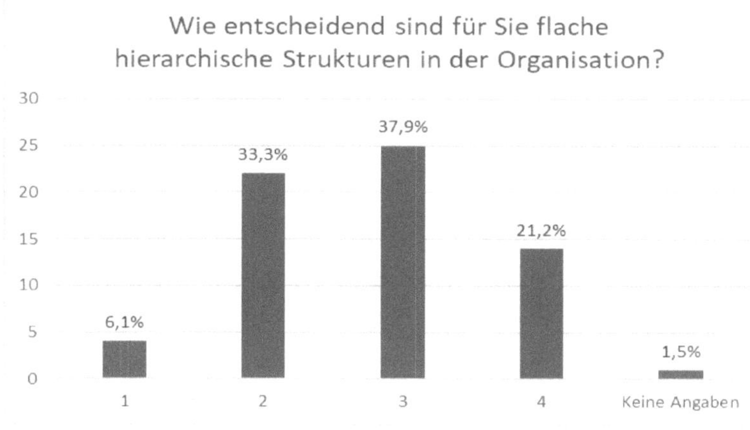

Abbildung 26: Flache hierarchische Strukturen, Angaben in Prozent

Vier der beantwortenden Personen gaben an, dass flache hirarchische Strukturen in der Organisation, für sie unbedeutend sind. Für 22 Auszubildende sind diese kaum ausschlaggebend. 25 der Beantwortenden gaben an, dass diese eher Ausschlaggebend ist und 14 bewerten dies als ausschlaggebend. Eine Person ließ dieses Item unbeantwortet.

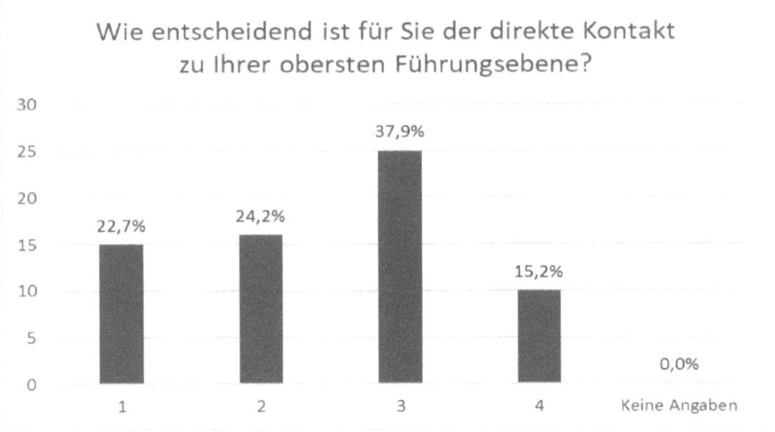

Abbildung 27: Direkter Kontakt zur obersten Führungsebene, Angaben in Prozent

15 der beantwortenden Personen gaben an, dass der direkte Kontakt zu ihrer obersten Führungsebene für sie unbedeutend ist. Für 16 Auszubildende ist dieser kaum ausschlaggebend. 25 der Beantwortenden gaben an, dass dieser eher ausschlaggebend ist und 10 bewerten diesen als ausschlaggebend.

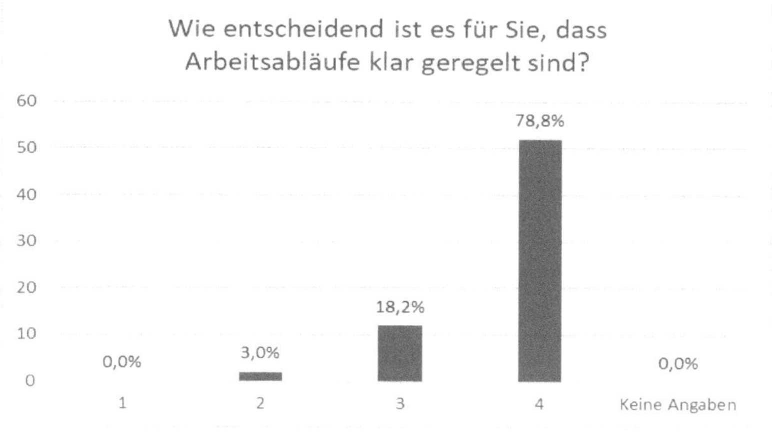

Abbildung 28: Klar geregelte Arbeitsabläufe, Angaben in Prozent

Keine der beantwortenden Personen gab an, dass klar geregelte Arbeitsabläufe für sie unbedeutend sind. Für zwei Auszubildende sind diese kaum ausschlaggebend. 12 der Beantwortenden gaben an, dass diese eher ausschlaggebend ist und 52 bewerten diese als ausschlaggebend.

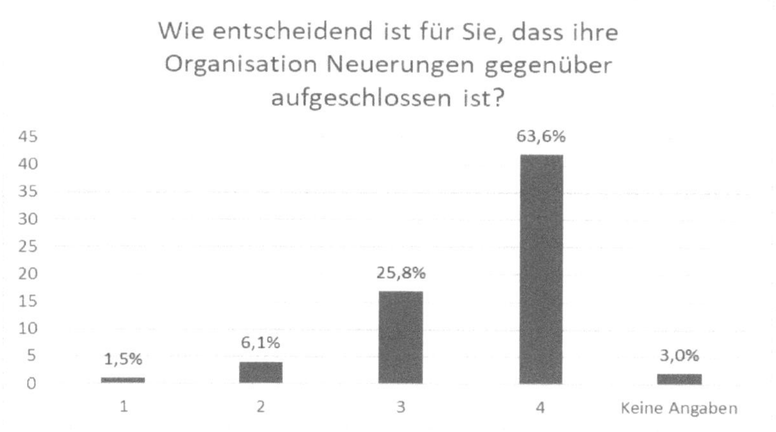

Abbildung 29: Aufgeschlossenheit der Organisation für Neuerungen, Angaben in Prozent

Eine beantwortende Personen gab an, dass die Aufgeschlossenheit ihrer Organisation gegenüber Neuerungen, für sie unbedeutend ist. Für vier Auszubildende ist diese kaum ausschlaggebend. 17 der Beantwortenden gaben an, dass diese eher ausschlaggebend ist und 42 bewerten dies als ausschlaggebend. Zwei der Auszubildenden ließen dieses Item unbeantwortet.

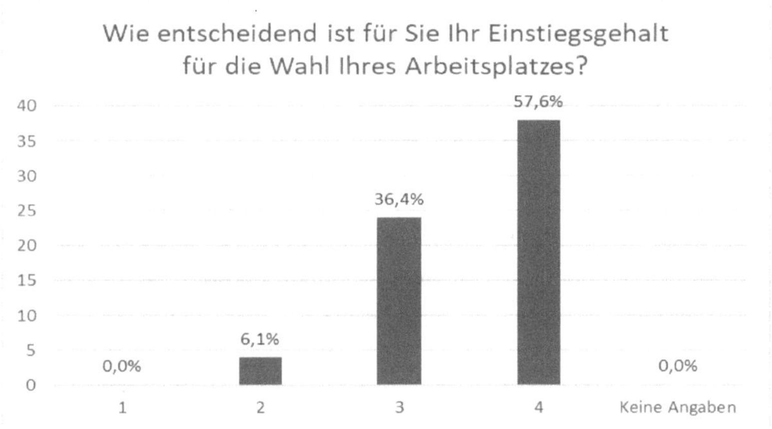

Abbildung 30: Einstiegsgehalt, Angaben in Prozent

Keine der beantwortenden Personen gab an, dass das Einstiegsgehalt für die Wahl ihres Arbeitsplatzes, für sie unbedeutend ist. Für vier Auszubildende ist dieses kaum ausschlaggebend. 24 der Beantwortenden gaben an, dass dieses eher ausschlaggebend ist und 38 bewerten dies als ausschlaggebend.

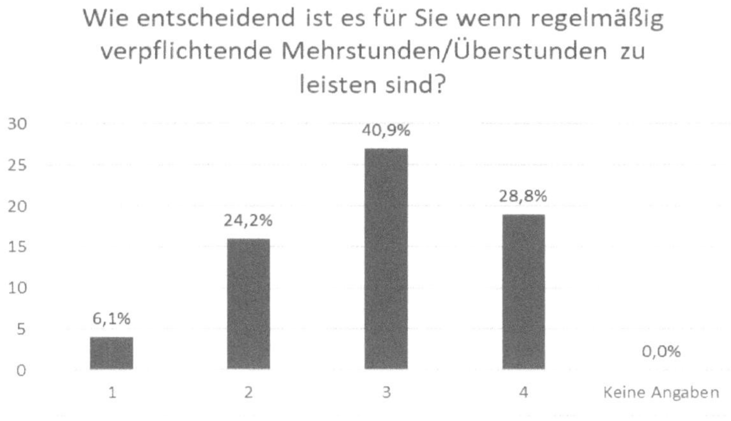

Abbildung 31: Verpflichtende und regelmäßige Überstunden, Angaben in Prozent

Vier der beantwortenden Personen gaben an, dass regelmäßige und verpflichtend zu leistende Mehrstunden/Überstunden, für sie, bei der Arbeitgeber*innenwahl unbedeutend sind. Für 16 Auszubildende sind diese kaum ausschlaggebend. 27 der Beantwortenden gaben an, dass diese eher ausschlaggebend sind und 19 bewerten diese als ausschlaggebend.

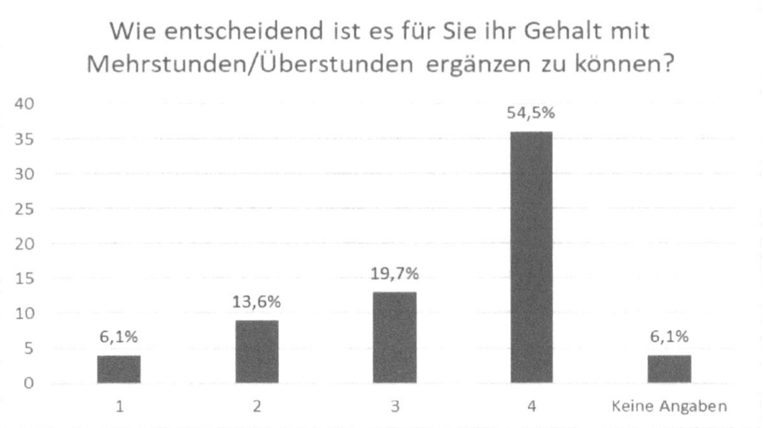

Abbildung 32: Ergänzung des Gehaltes durch Überstunden, Angaben in Prozent

Vier der beantwortenden Personen gaben an, dass die Möglichkeit ihr Gehalt durch Mehrstunden oder Überstunden ergänzen zu können für sie unbedeutend ist. Für neun Auszubildende ist dies kaum ausschlaggebend. 13 der Beantwortenden gaben an, dass dies eher ausschlaggebend ist und 36 bewerten dieses als ausschlaggebend. Vier der Auszubildenden ließen dieses Item unbeantwortet.

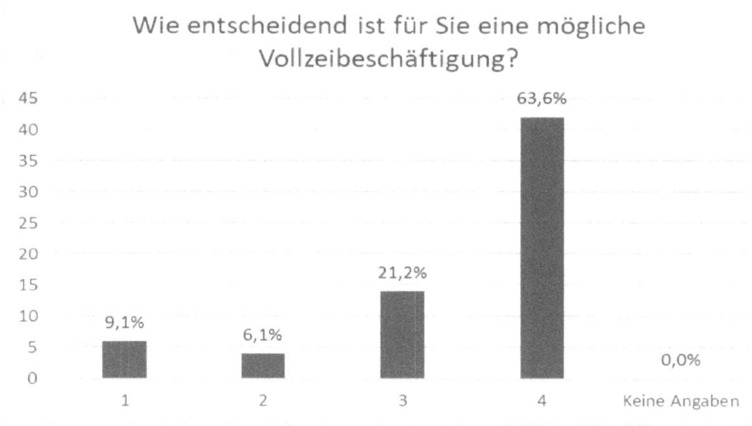

Abbildung 33: Möglichkeit auf Vollzeitbeschäftigung, Angaben in Prozent

Sechs der beantwortenden Personen gaben an, dass eine mögliche Vollzeitbeschäftigung für sie unbedeutend ist. Für weitere vier Auszubildende ist dies kaum ausschlaggebend. 14 der Beantwortenden gaben an, dass diese eher ausschlaggebend ist und 42 bewerten dies als ausschlaggebend.

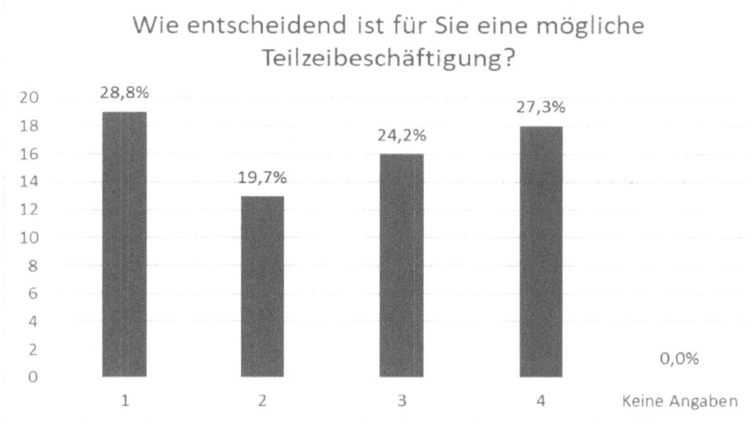

Abbildung 34: Möglichkeit auf Teilzeitbeschäftigung, Angaben in Prozent

19 der beantwortenden Personen gab an, dass eine mögliche Teilzeitbeschäftigung für sie unbedeutend ist. Für 13 Auszubildende ist diese kaum ausschlaggebend. 16 der Beantwortenden gaben an, dass diese eher ausschlaggebend ist und 18 bewerten dies als ausschlaggebend.

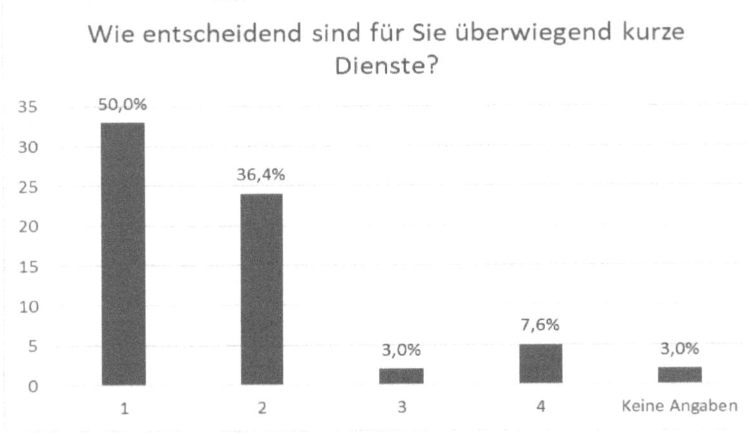

Abbildung 35: Überwiegend kurze Dienste, Angaben in Prozent

33 der beantwortenden Personen gaben an, dass überwiegend kurze Dienste zu leisten für sie unbedeutend ist. Für 24 Auszubildende ist dies kaum ausschlaggebend. Zwei der Beantwortenden gaben an, dass diese eher ausschlaggebend sind und Fünf bewerten diese als ausschlaggebend. Zwei der Auszubildenden ließen dieses Item unbeantwortet.

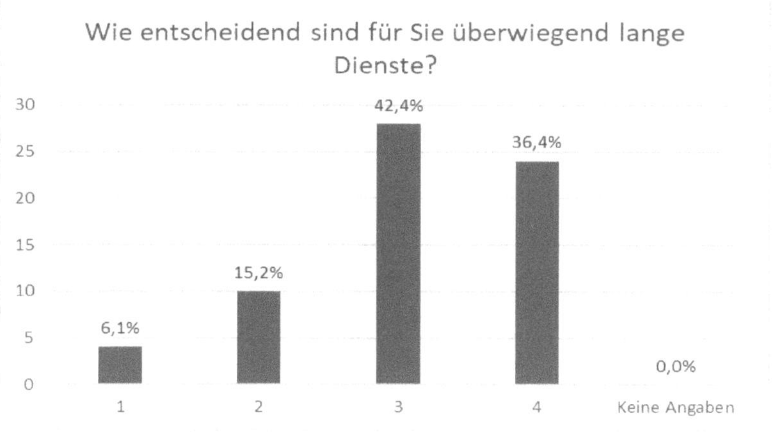

Abbildung 36: Überwiegend lange Dienste, Angaben in Prozent

Vier der beantwortenden Personen gab an, dass überwiegend lange Dienste zu leisten für sie unbedeutend ist. Für 10 Auszubildende sind diese kaum ausschlaggebend. 28 der Beantwortenden gaben an, dass diese eher ausschlaggebend ist und 24 bewerten dies als ausschlaggebend.

Umgebung und Zusatzangebote von Arbeitgeber*innen

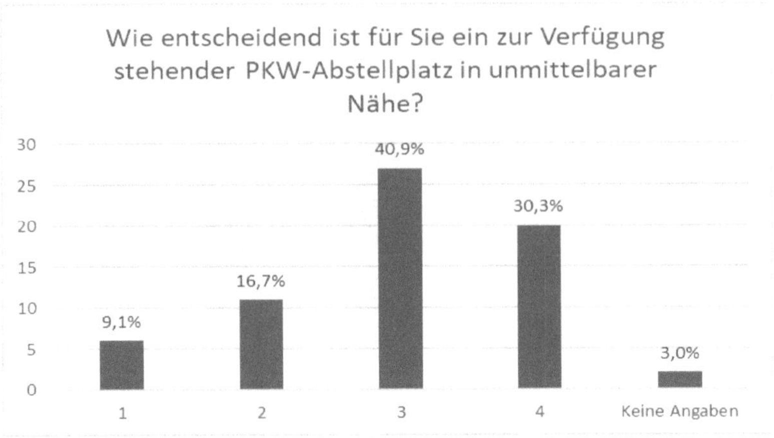

Abbildung 37: Zur Verfügung stehender PKW-Abstellplatz, Angaben in Prozent

Sechs der beantwortenden Personen gaben an, dass ein für sie zur Verfügung stehender PKW-Abstellplatz in unmittelbarer Nähe zu ihrem Arbeitsplatz, für sie unbedeutend ist. Für 11 Auszubildende ist dieser kaum ausschlaggebend. 27 der Beantwortenden gaben an, dass dieser eher ausschlaggebend ist und 20 bewerten diesen als ausschlaggebend. Zwei Personen ließen dieses Item unbeantwortet.

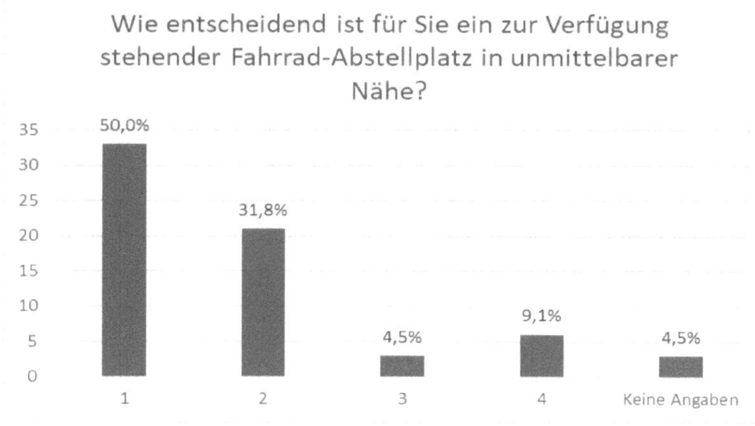

Abbildung 38: Verfügbarer Fahrrad-Abstellplatz, Angaben in Prozent

33 der beantwortenden Personen gaben an, dass ein für sie zur Verfügung stehender Fahrrad-Abstellplatz in unmittelbarer Nähe ihres Arbeitsplatzes für sie unbedeutend ist. Für 21 Auszubildende ist dieser kaum ausschlaggebend. Drei der Beantwortenden gaben an, dass dies eher ausschlaggebend ist und sechs bewerten diesen als ausschlaggebend. Drei Personen ließen dieses Item unbeantwortet.

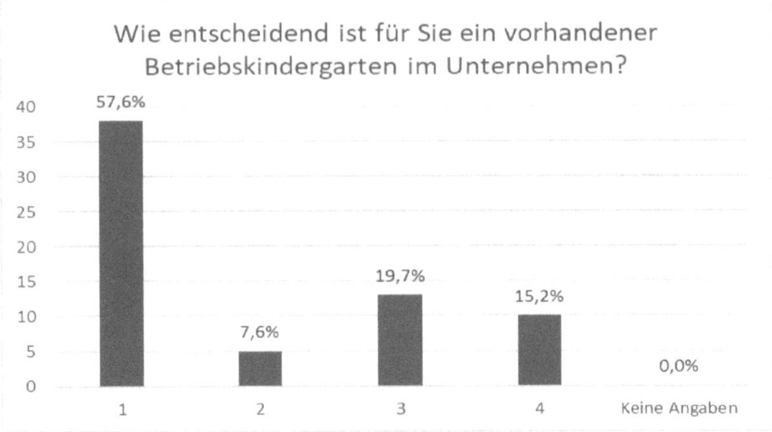

Abbildung 39: Vorhandener Betriebskindergarten, Angaben in Prozent

38 der beantwortenden Personen gaben an, dass ein vorhandener Betriebskindergarten im Unternehmen für sie unbedeutend ist. Für fünf Auszubildende ist dieser kaum ausschlaggebend. 13 der Beantwortenden gaben an, dass dieser eher ausschlaggebend ist und 10 bewerten dies als ausschlaggebend.

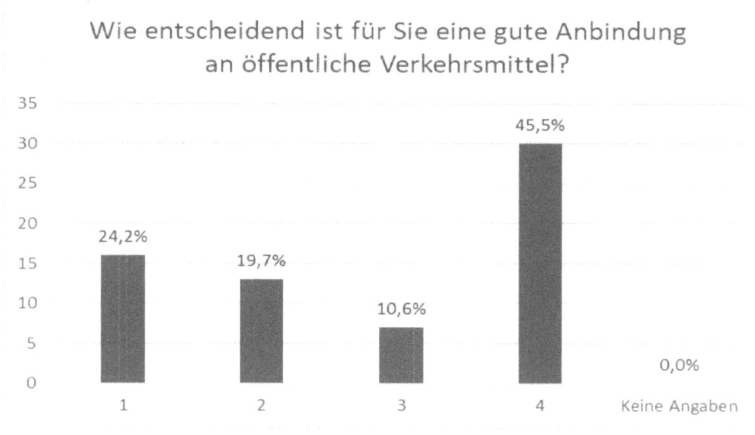

Abbildung 40: Anbindung an öffentliche Verkehrsmittel, Angaben in Prozent

16 der beantwortenden Personen gaben an, dass eine gute Anbindung an öffentliche Verkehrsmittel für sie unbedeutend ist. Für 13 Auszubildende ist diese kaum ausschlaggebend. Sieben der Beantwortenden gaben an, dass diese eher ausschlaggebend ist und 30 bewerten dies als ausschlaggebend.

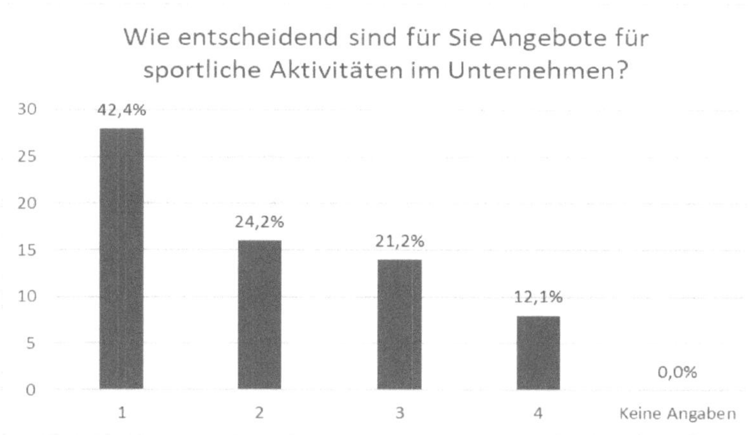

Abbildung 41: Angebote für sportliche Aktivitäten, Angaben in Prozent

28 der beantwortenden Personen gaben an, dass das Angebot für sportliche Aktivitäten im Unternehmen für sie unbedeutend ist. Für 16 Auszubildende sind dieses kaum ausschlaggebend. 14 der Beantwortenden gaben an, dass dies eher ausschlaggebend ist und acht bewerten dieses als ausschlaggebend.

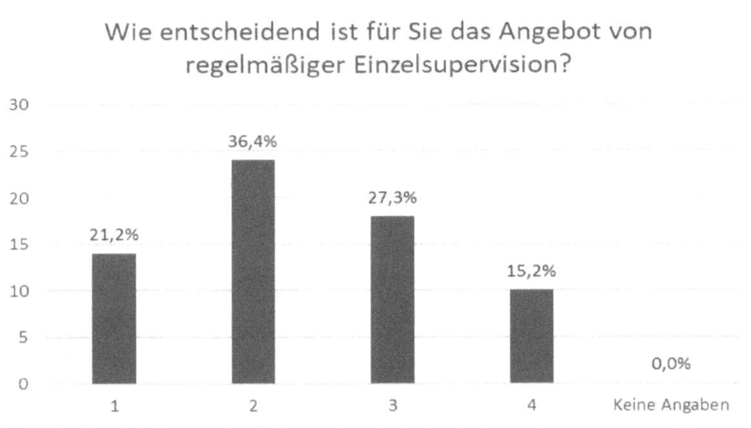

Abbildung 42: Angebot von regelmäßiger Einzelsupervision, Angaben in Prozent

14 der beantwortenden Personen gaben an, dass das Angebot für regelmäßige Einzelsupervision für sie unbedeutend ist. Für 24 Auszubildende ist dieses kaum ausschlaggebend. 18 der Beantwortenden gaben an, dass dieses eher ausschlaggebend ist und 10 bewerten dies als ausschlaggebend.

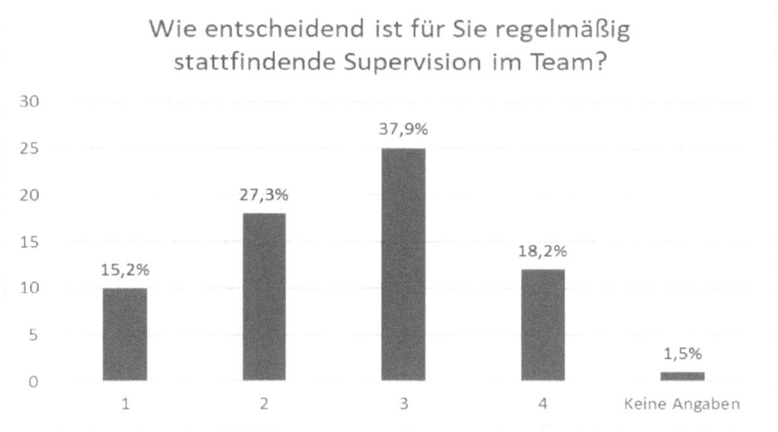

Abbildung 43: Regelmäßige Teamsupervision, Angaben in Prozent

10 der beantwortenden Personen gaben an, dass regelmäßig stattfindende Supervision im Team für sie unbedeutend ist. Für 18 Auszubildende ist diese kaum ausschlaggebend. 25 der Beantwortenden gaben an, dass dies eher ausschlaggebend ist und 12 bewerten diese als ausschlaggebend. Eine Personen ließ dieses Item unbeantwortet.

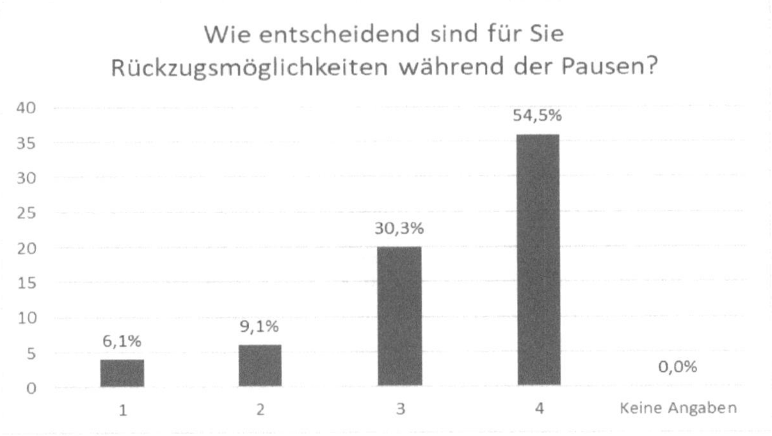

Abbildung 44: Rückzugsmöglichkeiten während der Pausen, Angaben in Prozent

Vier der beantwortenden Personen gaben an, dass Rückzugsmöglichkeiten während der Pausen für sie unbedeutend ist. Für sechs Auszubildende sind diese kaum ausschlaggebend. 20 der Beantwortenden gaben an, dass diese eher ausschlaggebend ist und 36 bewerten dies als ausschlaggebend.

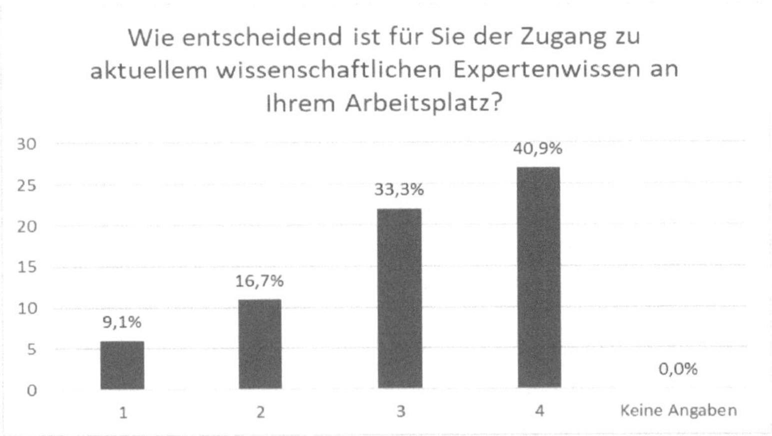

Abbildung 45: Zugang zu empirischen Expertenwissen, Angaben in Prozent

Sechs der beantwortenden Personen gaben an, dass der Zugang zu aktuellem wissenschaftlichen Expertenwissen an ihrem Arbeitsplatz, für sie unbedeutend ist. Für 11 Auszubildende ist dieser kaum ausschlaggebend. 22 der Beantwortenden gaben an, dass dieser eher ausschlaggebend ist und 27 bewerten diesen als ausschlaggebend.

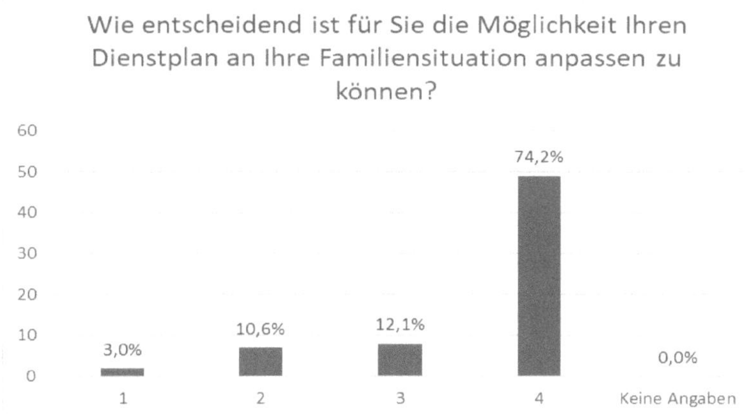

Abbildung 46: Anpassung des Dienstplanes an die Familiensituation, Angaben in Prozent

Zwei der beantwortenden Personen gaben an, dass die Möglichkeit ihren Dienstplan an ihre Familiensituation anpassen zu können, für sie unbedeutend ist. Für sieben Auszubildende ist dies kaum ausschlaggebend. Acht der Beantwortenden gaben an, dass diese eher ausschlaggebend ist und 49 bewerten dies als ausschlaggebend.

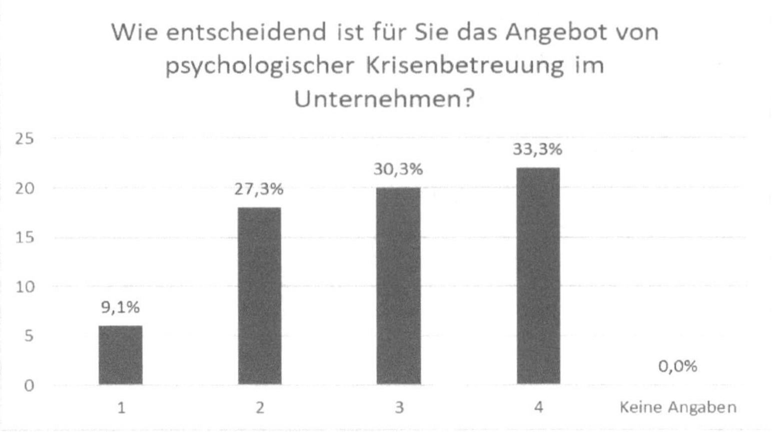

Abbildung 47: Psychologische Krisenbetreuung, Angaben in Prozent

Sechs der beantwortenden Personen gaben an, dass das Angebot von psychologischer Krisenbetreuung im Unternehmen, für sie unbedeutend ist. Für 18 Auszubildende ist dieses kaum ausschlaggebend. 20 der Beantwortenden gaben an, dass dieses Angebot eher ausschlaggebend ist und 22 bewerten dieses als ausschlaggebend.

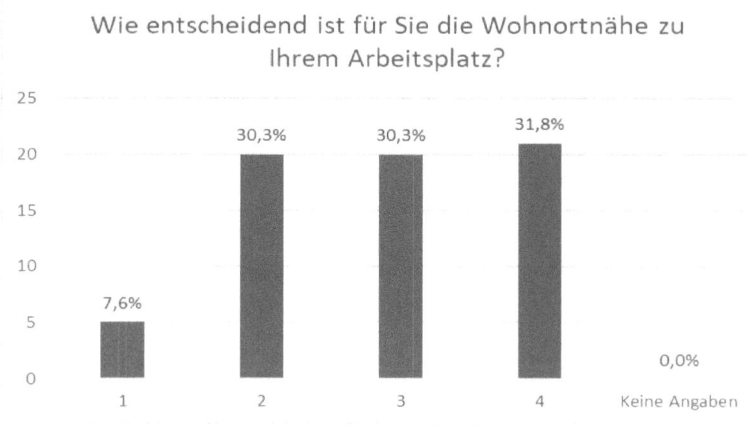

Abbildung 48: Wohnortnähe zum Arbeitsplatz, Angaben in Prozent

Fünf der beantwortenden Personen gaben an, dass die Wohnortnähe zu ihrem Arbeitsplatz für sie unbedeutend ist. Für 20 Auszubildende ist diese kaum ausschlaggebend. 20 der Beantwortenden gaben an, dass diese eher ausschlaggebend ist und 21 bewerten dies als ausschlaggebend.

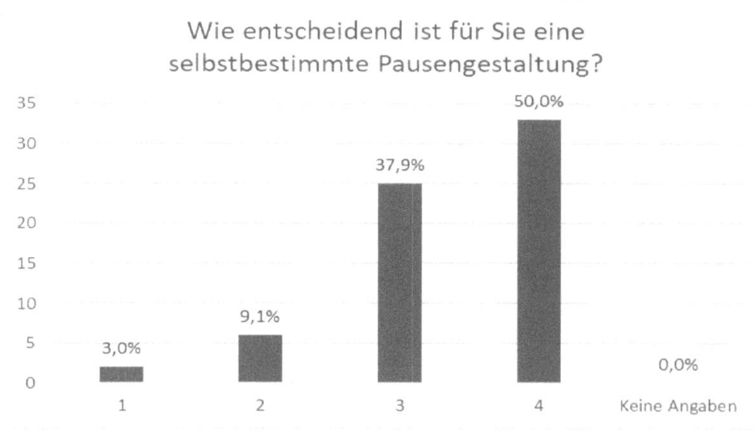

Abbildung 49: Selbstbestimmte Pausengestaltung, Angaben in Prozent

Zwei der beantwortenden Personen gaben an, dass eine selbstbestimmte Pausengestaltung für sie unbedeutend ist. Für sechs Auszubildende ist diese kaum ausschlaggebend. 25 der Beantwortenden gaben an, dass diese eher ausschlaggebend ist und 33 bewerten dies als ausschlaggebend.

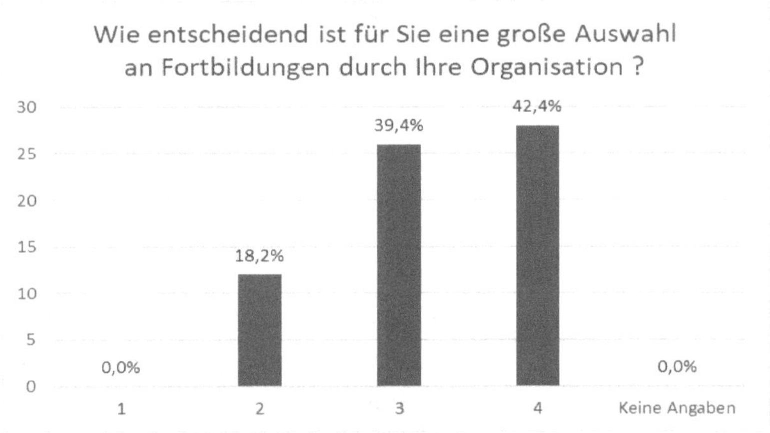

Abbildung 50: Auswahl an Fortbildungen durch die Organisation, Angaben in Prozent

Keine der beantwortenden Personen gab an, dass eine große Auswahl an Fortbildungen durch ihre Organisation für sie unbedeutend ist. Für 12 Auszubildende ist diese kaum ausschlaggebend. 26 der Beantwortenden gaben an, dass diese eher ausschlaggebend ist und 28 bewerten diese als ausschlaggebend.

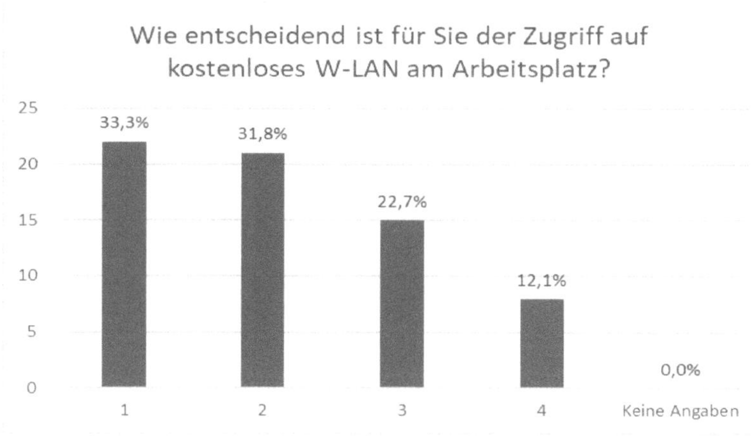

Abbildung 51: Zugriff auf kostenloses W-LAN, Angaben in Prozent

22 der beantwortenden Personen gaben an, dass der Zugriff auf kostenloses W-LAN am Arbeitsplatz für sie unbedeutend ist. Für 21 Auszubildende ist dieses kaum ausschlaggebend. 15 der Beantwortenden gaben an, dass dieses eher ausschlaggebend ist und acht bewerten dies als ausschlaggebend.

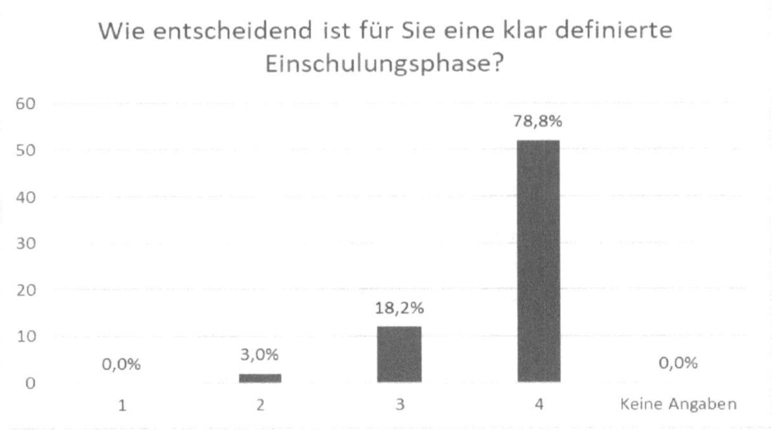

Abbildung 52: Definierte Einschulungsphase, Angaben in Prozent

Keine der beantwortenden Personen gab an, dass eine klar definierte Einschulungsphase für sie unbedeutend ist. Für zwei Auszubildende ist diese kaum ausschlaggebend. 12 der Beantwortenden gaben an, dass diese eher ausschlaggebend ist und 52 bewerten dies als ausschlaggebend.

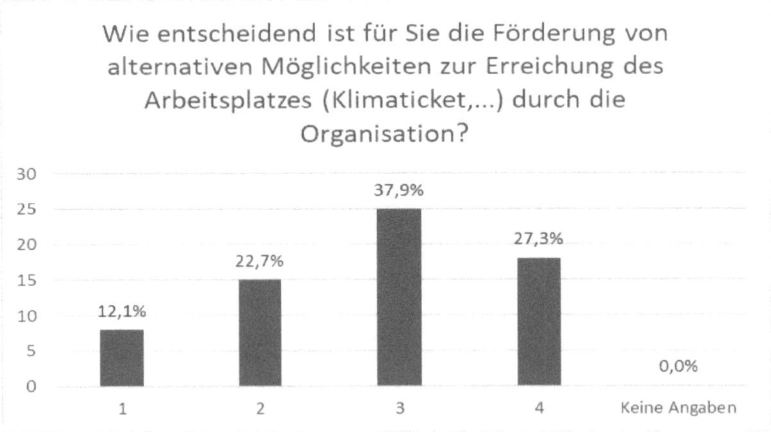

Abbildung 53: Alt. Möglichkeiten zur Erreichung des Arbeitsplatzes, Angaben in Prozent

Acht der beantwortenden Personen gaben an, dass die Förderung von alternativen Möglichkeiten zur Erreichung des Arbeitsplatzes (Klimaticket,...) durch die Organisation, für sie unbedeutend ist. Für 15 Auszubildende ist diese kaum ausschlaggebend. 25 der Beantwortenden gaben an, dass diese eher ausschlaggebend ist und 18 bewerten dies als ausschlaggebend.

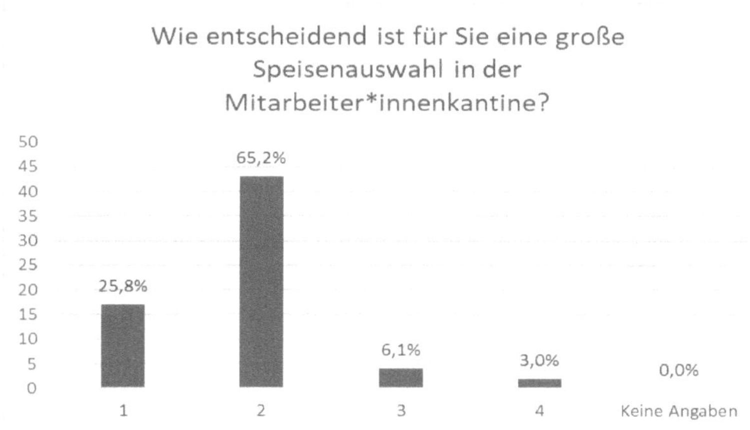

Abbildung 54: Große Speisenauswahl in der Mitarbeiter*innenkantine, Angaben in Prozent

17 der beantwortenden Personen gaben an, dass eine große Speisenauswahl in der Mitarbeiter*innenkantine für sie unbedeutend ist. Für 43 Auszubildende ist diese kaum ausschlaggebend. Vier der Beantwortenden gaben an, dass diese eher ausschlaggebend ist und zwei bewerten dies als ausschlaggebend.

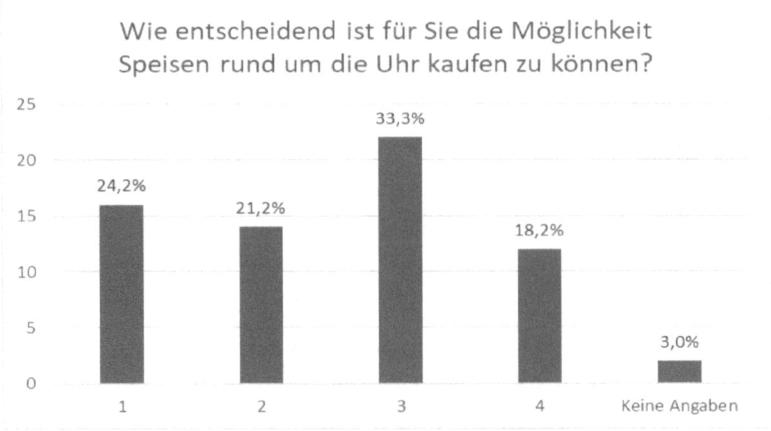

Abbildung 55: Rund um die Uhr Erwerb von Speisen, Angaben in Prozent

16 der beantwortenden Personen gaben an, dass die Möglichkeit, Speisen rund um die Uhr kaufen zu können für sie unbedeutend ist. Für 14 Auszubildende ist diese kaum ausschlaggebend. 22 der Beantwortenden gaben an, dass dies eher ausschlaggebend ist und 12 bewerten dies als ausschlaggebend. Zwei Personen ließen dieses Item unbeantwortet.

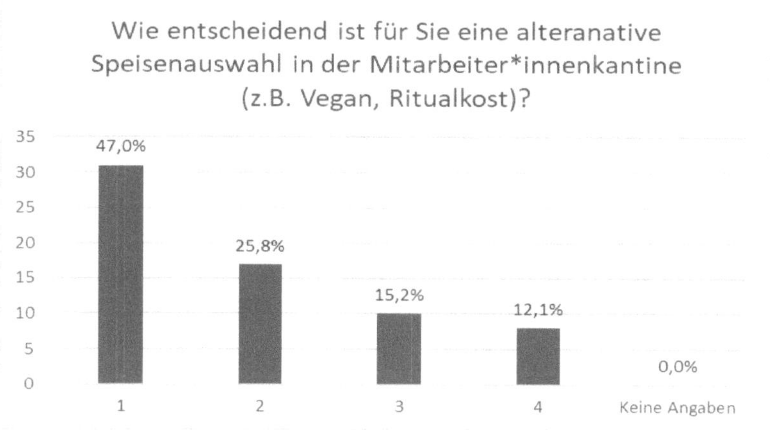

Abbildung 56: Alternative Speiseauswahl in der Mitarbeiter*innenkantine, Angaben in Prozent

31 der beantwortenden Personen gaben an, dass das Vorhandensein einer alternativen Speiseauswahl in der Mitarbeiter*innenkantine für sie unbedeutend ist. Für 17 Auszubildende ist diese kaum ausschlaggebend. 10 der Beantwortenden gaben an, dass diese eher ausschlaggebend ist und acht bewerten dies als ausschlaggebend.

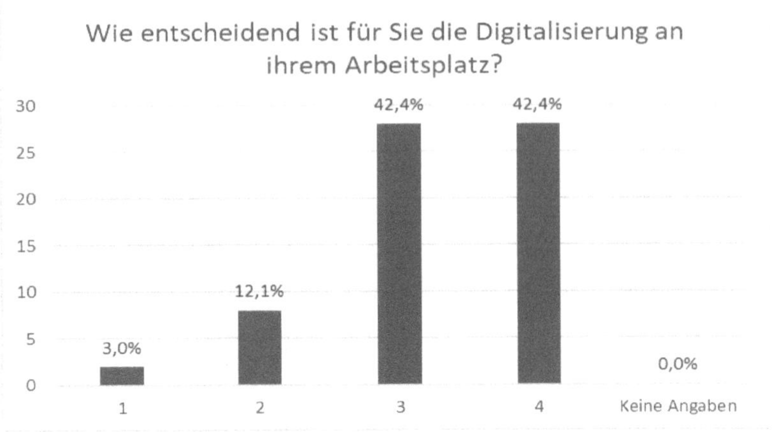

Abbildung 57: Digitalisierung am Arbeitsplatz, Angaben in Prozent

Zwei der beantwortenden Personen gaben an, dass die Digitalisierung an ihrem Arbeitsplatz für sie unbedeutend ist. Für acht Auszubildende ist diese kaum ausschlaggebend. 28 der Beantwortenden gaben an, dass diese eher ausschlaggebend ist und 28 bewerten dies als ausschlaggebend.

Gesellschaftliche Aspekte

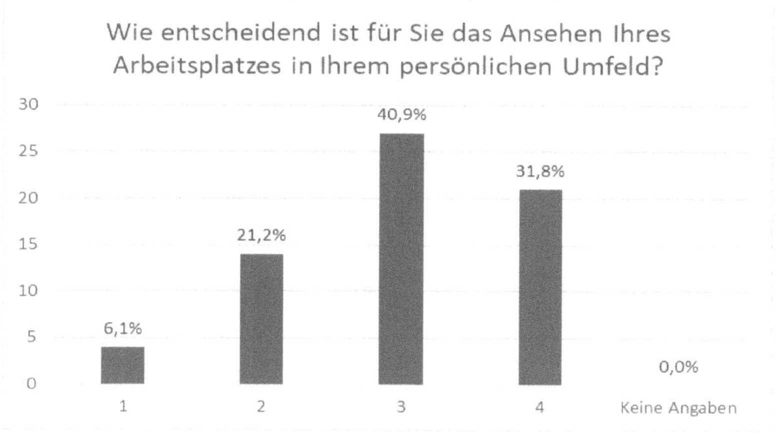

Abbildung 58: Ansehen des Arbeitsplatzes im persönlichen Umfeld, Angaben in Prozent

Vier der beantwortenden Personen gaben an, dass das Ansehen ihres Arbeitsplatzes in ihrem persönlichen Umfeld für sie unbedeutend ist. Für 14 Auszubildende ist dieses kaum ausschlaggebend. 27 der Beantwortenden gaben an, dass dieses eher ausschlaggebend ist und 21 bewerten dies als ausschlaggebend.

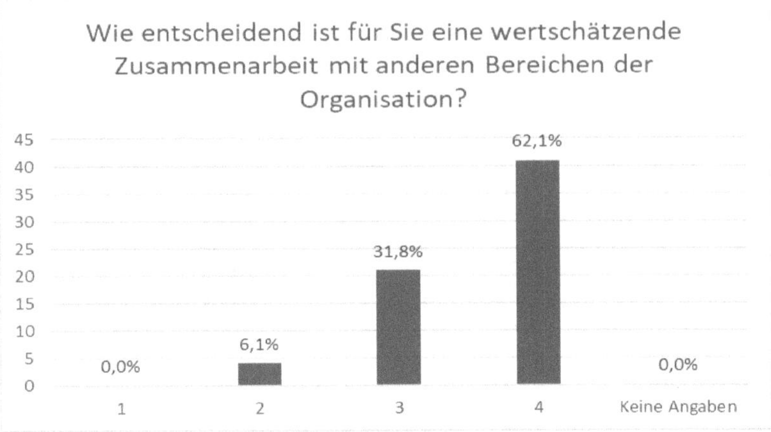

Abbildung 59: Wertschätzende Zusammenarbeit mit anderen Bereichen, Angaben in Prozent

Keine der beantwortenden Personen gaben an, dass eine wertschätzende Zusammenarbeit, mit anderen Bereichen der Organisation, für sie unbedeutend ist. Für vier Auszubildende ist diese kaum ausschlaggebend. 21 der Beantwortenden gaben an, dass diese eher ausschlaggebend ist und 41 bewerten dies als ausschlaggebend.

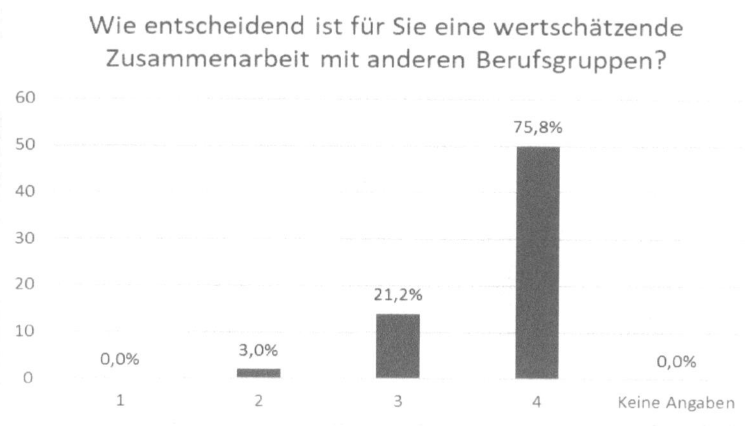

Abbildung 60: Wertschätzende Zusammenarbeit Berufsgruppen, Angaben in Prozent

Keine der beantwortenden Personen gab an, dass eine wertschätzende Zusammenarbeit mit anderen Berufsgruppen für sie unbedeutend ist. Für zwei Auszubildende ist diese kaum ausschlaggebend. 14 der Beantwortenden gaben an, dass diese eher ausschlaggebend ist und 50 bewerten diese als ausschlaggebend.

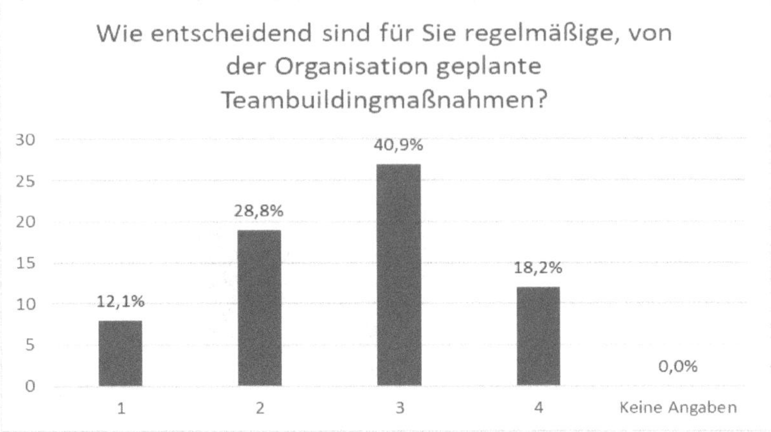

Abbildung 61: Regelmäßige Teambuildingmaßnahmen, Angaben in Prozent

Acht der beantwortenden Personen gaben an, dass regelmäßige und von der Organisation vorgegebene Teambuildingmaßnahmen für sie unbedeutend sind. Für 19 Auszubildende sind diese kaum ausschlaggebend. 27 der Beantwortenden gaben an, dass diese eher ausschlaggebend sind und 12 bewerten dies als ausschlaggebend.

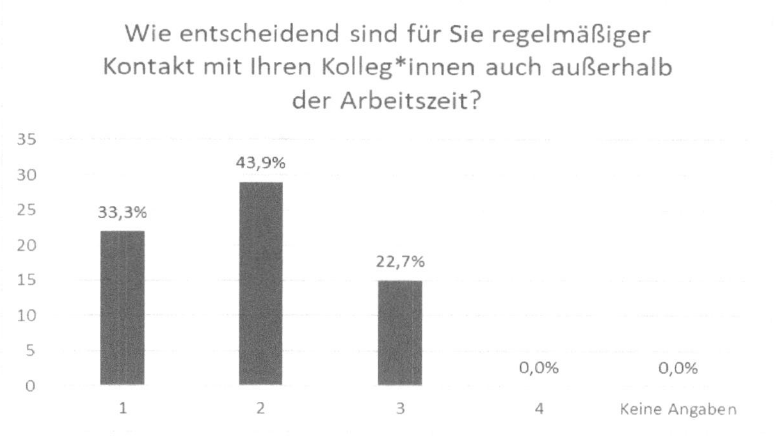

Abbildung 62: Kontakt mit Kolleg*innen außerhalb der Arbeitszeit, Angaben in Prozent

22 der beantwortenden Personen gaben an, dass ein regelmäßiger Kontakt mit ihren Kolleg*innen, auch außerhalb der Arbeitszeit, für sie unbedeutend ist. Für 29 Auszubildende ist dieser kaum ausschlaggebend. 15 der Beantwortenden gaben an, dass dieser eher ausschlaggebend ist und niemand bewertete diesen als ausschlaggebend.

Antworten zu der offenen Frage

Um den Auszubildenden die Möglichkeit zu geben, neben den geschlossen formulierten Items noch Angaben zu machen und somit herauszufinden, ob für die Zielgruppe wichtige Faktoren nicht im Erhebungsinstrument abgebildet sind, wurde zuletzt folgende offene Frage als freie Beantwortungsoption gestellt: *Gibt es ein bisher noch nicht erwähntes Kriterium welches, Ihrer Meinung nach entscheidend für die Wahl Ihres Arbeitgebers ist?*

Sechs Auszubildende haben die Möglichkeit in Anspruch genommen und die folgenden wortwörtlich zitierten Angaben gemacht.

1. „Nein“

2. „Die erlebte Teamkultur während der 2000 absolvierten Praktikumstunden. Damit qualifizieren sich manche Stationen und viele (leider) disqualifizieren sich als zukünftige Arbeitgeber.“

3. „Der Umgang der Pflegenden generell Patient*innen – wertschätzend und respektvoll.“

4. „Zeit – genug Personal, um pflegerische Tätigkeiten adäquat durchführen zu können.“

5. „Pflegeschlüssel, veraltetes System bei Stationsablauf.“

6. „Entscheidend wäre für mich auch, wenn der Personalschlüssel der Station gut ist und ich als Pflegeperson auch die notwendige Zeit für den einzelnen Patienten abstimmen kann und nicht wie am Fließband abarbeiten muss.“

5.2 Beantwortung der Forschungsfrage und Hypothesen

Zunächst wird auf die folgende Forschungsfrage der Thesis Bezug genommen:
Wovon machen derzeitige Auszubildende in einer Pflegeausbildung in Niederösterreich, am Ende ihrer Ausbildung, die Entscheidung für die Wahl ihres zukünftigen Arbeitsplatzes abhängig?

Ein Kriterium, von dem die Auszubildenden die Wahl ihres Arbeitsplatzes abhängig machen, ist die Wertehaltung und die damit verbundene Kommunikation in einer Organisation. Dies wurde in Kapitel 3 theoretisch thematisiert und ebenfalls in Verbindung mit Leitbildern und einem erfolgreichen Recruitingprozess dargestellt. Vor allem die individuell empfundene Wertschätzung den einzelnen bewerbenden Personen gegenüber ist entscheidend. Die Antworten auf die abgefragten Items, zeigen ebenfalls deutlich, dass sowohl ein professionelles, als auch respektvolles Arbeitsklima im eigenen Team, ausschlaggebend für die Wahl des zukünftigen Arbeitsplatzes ist. Dazu zählt auch eine wertschätzende Kommunikation mit der direkten Führungskraft, welche ebenfalls regelmäßiges Feedback beinhaltet. Auch eine wertschätzende Fehlerkultur in einem Unternehmen wird als ausschlaggebend bewertet. Zur Struktur zeigen die Ergebnisse der Befragung eindeutig, dass klar geregelte Abläufe und Kommunikationsstrukturen innerhalb der Organisation ebenfalls ausschlaggebend für die Wahl von Arbeitgeber*innen sind. Besonders geht hier beispielsweise eine klar definierte Einschulungsphase als bedeutend hervor. Ein weiteres Kriterium ist die Sicherheit in Bezug auf den eigenen Arbeitsplatz. Die große Mehrheit der befragten Auszubildenden gaben an, dass eine sichere Arbeitsplatzgarantie für die Zukunft entscheidend für deren Auswahl ist. Auch das Einstiegsgehalt ist ein ausschlaggebender Faktor bei der Arbeitgeber*innenwahl.

Die Bedürfnisse der individuellen Lebensgestaltung spiegeln sich wider, indem die Mitgestaltung am eigenen Dienstplan, sowie die Möglichkeit sich die eigenen Arbeitsabläufe und auch Pausen eigenverantwortlich gestalten zu können, als ausschlaggebend angegeben wurden. Die Möglichkeit den eigenen Dienstplan an die eigene Familiensituation anpassen zu können wurde dementsprechend auch von der großen Mehrheit der Befragten als ausschlaggebend für die Arbeitsplatzwahl bewertet. Außerdem sind die Möglichkeit, überwiegend lange Dienste absolvieren zu können, sowie eine mögliche Vollzeitanstellung ebenfalls für den Großteil der Auszubildenden entscheidend für die Wahl ihres Arbeitsplatzes. Zuletzt zeigen die Ergebnisse der quantitativen Befragung, dass die Aufgeschlossenheit einer Organisation und deren Digitalisierung eine wichtige Rolle bei der Arbeitgeber*innenwahl spielen.

In Folge wir nun auf die anfangs formulierten Arbeitshypothesen als Ergänzung zur Forschungsfrage Bezug genommen.

H1: Die Befragten erachten die Möglichkeit vorwiegend längere Dienste zu machen als ausschlaggebender als jene, vorwiegend kurze Dienste zu machen.

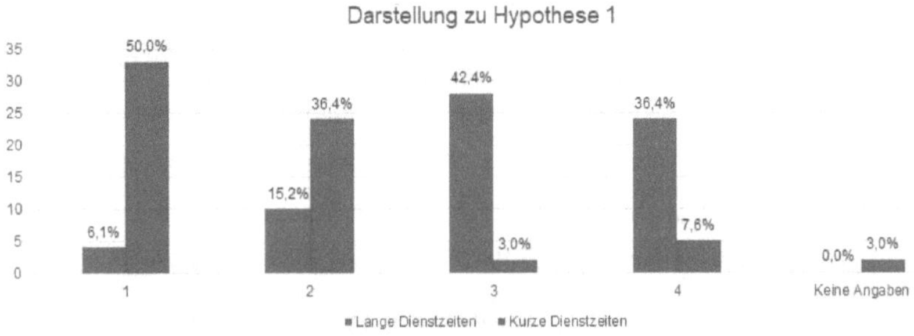

Abbildung 63: H1: Vergleich zwischen langen und kurzen Dienstzeiten, Angaben in Prozent

Durch die grafische Gegenüberstellung der Ergebnisse der Items zur Bedeutung der Möglichkeit überwiegend jeweils lange oder kurze Dienste zu leisten wird deutlich, dass die angehenden Pflegepersonen die Möglichkeit auf lange Dienste klar präferieren. Von insgesamt 64 beantwortenden Personen gaben 33 an, dass kurze Dienste für sie unbedeutend sind für die Wahl des Arbeitsplatzes. Für 24 davon waren diese kaum ausschlaggebend und nur zwei Auszubildende empfinden diese als eher ausschlaggebend, sowie fünf als ausschlaggebend. Dem gegenüber ist für vier der 66 antwortenden Auszubildenden die Möglichkeit, überwiegend lange Dienste zu leisten unbedeutend. 10 werteten diese Möglichkeit als kaum ausschlaggebend. Für 28 ist diese eher ausschlaggebend und 24 empfinden diese sogar als ausschlaggebend für die Wahl ihres Arbeitsplatzes. Durch diese klar zu erkennende Tendenz gilt die Hypothese H1 für die beantwortenden Auszubildenden als bestätigt.

H2: Die Auszubildenden erachten eine mögliche Teilzeitbeschäftigung als auschlaggebender als eine mögliche Vollzeitbeschäftigung.

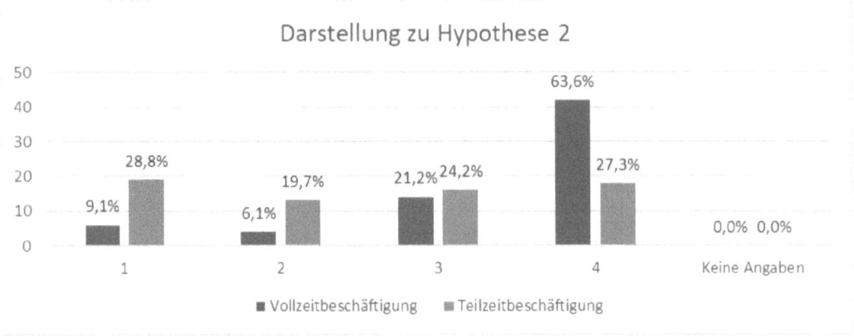

Abbildung 64: H2: Vergleich zwischen Teil- und Vollzeitbeschäftigung, Angaben in Prozent

In dieser, zu Hypothese H3 gehörenden, Grafik wurden die Antworten der Auszubildenden zu den Items der Möglichkeit auf Teilzeit sowie Vollzeitanstellung in Zusammenhang mit der Wahl von Arbeitgeber*innen dargestellt. Auf die Frage, wie entscheidend eine mögliche Teilzeitbeschäftigung für die Wahl des Arbeitsplatzes ist, haben 19 von 66 beantwortenden Auszubildenden angegeben, dass dies für sie unbedeutend ist. Weitere 13 werteten dies als kaum ausschlaggebend. Für 16 Personen ist diese Möglichkeit eher ausschlaggebend und 18 Auszubildende gaben an, dass dies für sie ausschlaggebend ist. Damit ist in diesem Zusammenhang keine Tendenz erkennbar. Dementgegen ist bei dem Item zu der Möglichkeit auf eine Vollzeitbeschäftigung eine klare Tendenz erkennbar, da nur sechs von 66 beantwortenden Personen angaben, dass diese für sie unbedeutend bei der Wahl des zukünftigen Arbeitsplatzes sei. Für weitere vier ist dies kaum ausschlaggebend. 14 beantwortende Personen empfinden diese als eher ausschlaggebend und für 42 Auszubildende ist die Möglichkeit auf eine Vollzeitbeschäftigung ausschlaggebend. Entgegen der Erwartungen zu Beginn dieser Forschungsarbeit ist H2 damit falsifiziert.

H3: Die Möglichkeit zur Mitbestimmung bei der Gestaltung ihres Dienstplanes ist für zwei Drittel der Befragten eher ausschlaggebend oder ausschlaggebend.

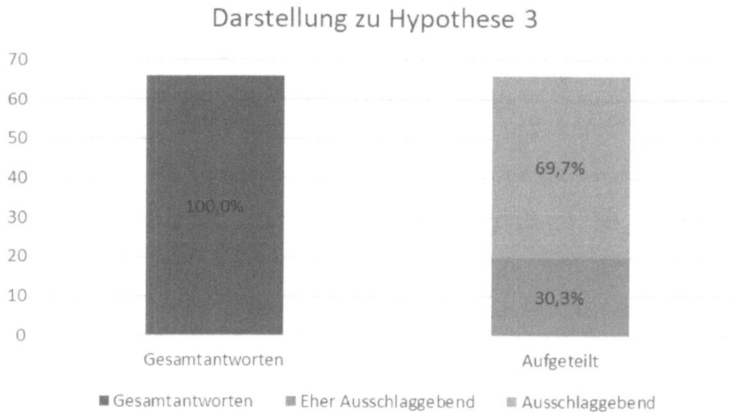

Abbildung 65: H3: Mitbestimmung der Dienstplangestaltung „eher Ausschlaggebend" oder „Ausschlaggebend"

Insgesamt haben 66 Auszubildende bei dem Item bezüglich der Mitbestimmung bei der Gestaltung ihres Dienstplanes, abgestimmt. Davon wählten 20 Personen die Auswahlmöglichkeit „eher Ausschlaggebend" und für 46 Personen ist dies „Ausschlaggebend". Da dies insgesamt 100% der befragten Auszubildenden darstellt, bestätigt dies die Hypothese H3, da mehr als zwei Drittel wie erwartet abgestimmt haben.

H4: Für mindestens zwei Drittel der Auszubildenden ist ihr Einstiegsgehalt eher ausschlaggebend oder ausschlaggebend.

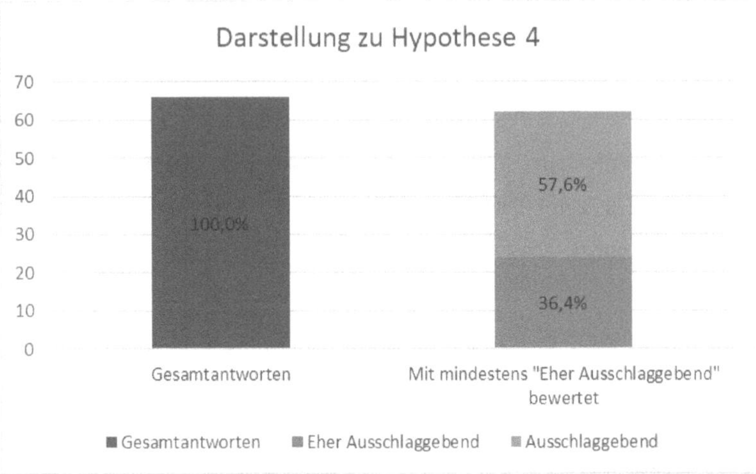

Abbildung 66: H4: Gegenüberstellung von Einstiegsgehalt „eher Ausschlaggebend“ oder „Ausschlaggebend“

Insgesamt haben 66 Auszubildende bei dem Item zum Stellenwert des Einstiegsgehaltes für die Wahl des Arbeitsplatzes, abgestimmt. Davon wählten 24 Personen die Auswahlmöglichkeit „eher Ausschlaggebend“ und für 38 Personen ist dies „Ausschlaggebend“. Da dies insgesamt 96,97% der befragten Auszubildenden darstellt, bestätigt dies die Hypothese H4 eindeutig, da mehr als zwei Drittel wie erwartet abgestimmt haben.

H5: Ein respektvolles Arbeitsklima ist für die Befragten ausschlaggebender als ein professionelles Arbeitsklima.

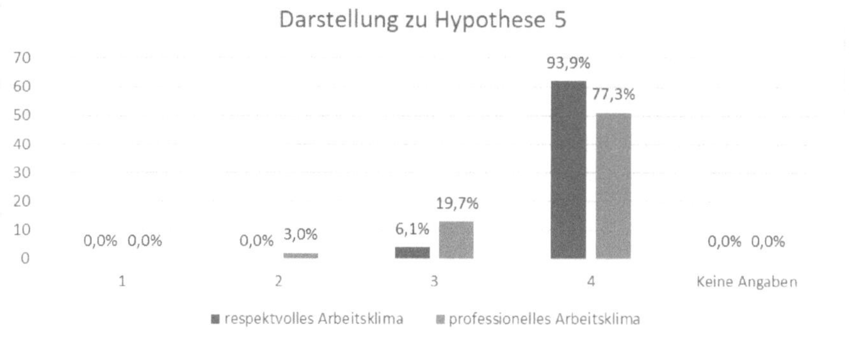

Abbildung 67: H5: Vergleich zwischen respektvollem und professionellem Arbeitsklima

In dieser grafischen Gegenüberstellung der Antworten zu den Items, wie entscheidend ein professionelles oder respektvolles Arbeitsklima jeweils für die Wahl des Arbeitsplatzes ist, haben bei beiden Items jeweils alle 66 Auszubildenden, welche den Fragebogen insgesamt beantwortet haben, ihre Auswahl getroffen. Ein professionelles Arbeitsaklima war dabei für keine der beantwortenden Personen unbedeutend. Nur zwei der Auszubildenden gaben an, dass dieses kaum ausschlaggebend ist. 13 wählten eher ausschlaggebend als Antwort und für 51 der beantwortenden Personen ist ein professionelles Arbeitsklima ausschlaggebend. Dem gegenüber ist ein respektvolles Arbeitsklima ebenfalls für keine der beantwortenden personen unbedeutend oder kaum ausschlaggebend. Für den Großteil der Beantwortenden ist dieses eher ausschlaggebend und für die klare Mehrheit von 62 Auszubildenden ist ein respektvolles Arbeitsklima ausschlaggebend. Dies bestätigt zum einen die Hypothese H5, zeigt aber auf der anderen Seite durch den direkten Vergleich auch auf, dass ein professionelles Arbeitsklima ebenfalls einen hohen Stellenwert bei der Wahl des eigenen Arbeitsplatzes in der Gesundheits- und Krankenpflege hat.

Zusammenfassend ist Hypothese H1 damit bestätigt und Hypothese H2 falsifiziert. Die Hyothesen H3 sowie H4 bestätigten sich im Rahmen dieser Forschungsarbeit ebenso wie die Hypothese H5.

6 Diskussion

Da die Diskussion die Ergebnisinterpretation der Autorin darstellt, wird in diesem Kapitel, im Gegenteil zur rein objektiv aufgearbeiteten Ergebnisdarstellung, die subjektive Interpretation und Verknüpfung der wichtigsten Ergebnisse des empirischen Forschungsprojektes und der herangezogenen Fachliteratur ausformuliert und argumentiert (Steiner & Benesch; 2021:S.170).

6.1 Kritische Interpretation zur beantworteten Forschungsfrage

Die Forschungsfrage kann mit Sicherheit im Rahmen dieser Forschungsarbeit nicht alle Kriterien für die Arbeitsplatzwahl aufzeigen, da die Auswahl an abgefragten Kriterien durch die gewählten Items des Fragebogens, limitiert sind. Anhand der Items lassen sich dennoch klare Aussagen über die aktuellen Bedürfnisse derzeitiger Auszubildender treffen und Tendenzen erkennen. Die individuellen Bedürfnisse der einzelnen Auszubildenden sind entsprechend quantitativ nicht abbildbar. Bezugnehmend auf die Beantwortung der offenen Frage des Erhebungsinstrumentes lässt sich feststellen, dass sich auch in den freien Ergänzungen, zu den Bedürfnissen der Auszubildenden, die große Bedeutung einer wertschätzenden Organisations- und Teamkultur feststellen lässt. Außerdem fällt auf, dass der Wunsch nach ausreichend Zeit für die Betreuung der Patient*innen oder Bewohner*innen klar formuliert ist. Generell ergab diese Forschungsarbeit, dass die Wahl des Arbeitsplatzes nicht von einzelnen Faktoren abhängt, sondern eine multifaktorielle Entscheidung ist. Dennoch kristallisierten sich in diesem Zusammenhang ausschlaggebende

Faktoren heraus. Diese decken sich zum Teil auch mit den Ergebnissen der Arbeitshypothesen zur Forschungsfrage. So zieht sich ein roter Faden durch die Ergebnisse, welcher deutlich macht, dass die Wahrnehmung der Mitarbeitenden als Individuen, sowie die Betrachtung deren Bedürfnissen, zunehmend gefordert ist. Dies zeigt sich im Wunsch nach Mitgestaltungsmöglichkeiten in Bezug auf den eigenen Dienstplan, die Arbeitsabläufe und die individuelle Pausengestaltung, aber auch durch die Wertigkeit der persönlichen Weiterentwicklungsmöglichkeiten und den Wunsch die individuellen Stärken in den Arbeitsalltag einbringen zu können. Außerdem spielt das Einstiegsgehalt für die derzeitigen Auszubildenden für Pflegeberufe in Niederösterreich eine ausschlaggebende Rolle. Ebenso die Möglichkeit auf eine Vollzeitbeschäftigung und überwiegend lange Dienste. Allen voran spielt die Wertehaltung einer Organisation im Sinne einer wertschätzenden, aber auch professionellen Organisationskultur, gemeinsam mit einer wertschätzenden Fehlerkultur eine bedeutende Rolle, welche sich in vielen Bereichen ebenfalls wiederfindet. Diese beginnt im Rahmen des Recruitingprozesses bereits bei der Bewerbung selbst und im nächsten Schritt spiegelt sie sich in einer strukturierten und gut geplanten Einarbeitungsphase wider und sollte außerdem transparent im internen sowie externen Unternehmensleitbild verankert sein.

6.2 Kommunikation, Leitbilder und Organisationsklima

Bereits bei der Durchsicht der aktuellen Fachliteratur und der Empirie zu den Themen Kommunikation, der Bedeutung von Leitbildern und dem Organisationsklima in Zusammenhang mit der Arbeitsplatzwahl zeigte sich deren Stellenwert. Wie vor allem in den Kapiteln 3.2 bis 3.4 beschrieben, trägt eine bewusst strukturierte und transparent geregelte

Kommunikationsstruktur, sowohl für bestehende Mitarbeitende als auch potentiellen Bewerber*innen dazu bei sich einerseits wertgeschätzt zu fühlen, was wiederum positive Auswirkungen auf die Arbeitszufriedenheit hat und ermöglicht andererseits bereits zu Beginn des Recruitingprozesses eine Verringerung von fehlbesetzten Positionen in der Organisation. Durch die empirische Forschung im Rahmen dieser Masterthesis zeigte sich, dass dies auch auf die derzeitigen Auszubildenden für Pflegeberufe in Niederösterreich zutrifft. Klar erkennbar und in Hypothese H5 nochmals dargestellt ist, dass sowohl ein respektvolles als auch ein professionelles Arbeitsklima für die klare Mehrheit der Befragten, bei der Wahl ihres Arbeitsplatzes ausschlaggebend ist. Dies gilt nicht nur für die Zusammenarbeit im eigenen pflegerischen Team, sondern auch in Bezug auf die wertschätzende Zusammenarbeit mit anderen Berufsgruppen sowie Bereichen der eigenen Organisation. Das Item zu der multikulturellen Zusammenstellung des eigenen Teams zeigte jedoch keine besonderen Präferenzen. Der Wunsch, der beantwortenden Auszubildenden, nach klar geregelten Kommunikationsstrukturen und wertschätzender Zusammenarbeit, inklusive regelmäßigem Feedback durch die direkte Führungskraft, war wiederum klar erkennbar. Als ebenfalls ausschlaggebend in diesem Zusammenhang zeigte sich eine wertschätzende und transparente Fehlerkultur in einer Organisation. Die durch die Führungskräfte vorgelebten Wertehaltungen und Unternehmensleitbilder hängen nicht nur mit der Zufriedenheit bestehender Mitarbeiter*innen, sondern auch mit dem Erfolg des eigenen Employer Brandings zusammen, da potentielle Bewerber*innen dadurch oftmals überhaupt erst auf eine Organisation aufmerksam werden und so die Möglichkeit haben, diese bereits vorab mit ihren eigenen Werteeinstellungen abzugleichen. Hierbei zeigte sich auch, dass die direkte Führungskraft eine wichtige Rolle in der Weitergabe der Wertehaltung und internen Leitbilder einer Organisation spielt und deren Einfluss auf die Mitarbeitenden weitaus bedeutender ist als beispielsweise der des Top Managements in einem Unternehmen. Dies hängt ebenfalls mit Vorbildwirkung der Führungskräfte zusammen.

Nun ist es jedoch so, dass nicht nur jede Organisation an sich ein einzigartiges soziales Konstrukt darstellt, sondern auch jedes einzelne Team. Dies zeigen auch die Kommentare der befragten Auszubildenden, welche im Unterkapitel 4.7.5 dargestellt sind. Hier wurde von den Auszubildenden konkret angegeben, dass der fehlende wertschätzende, sowie respektvolle Umgang im eigenen Team, gegenüber den Auszubildenden, aber auch den Patient*innen oder Bewohner*innen, einzelne in der Praxis erlebte Bereiche oder Organisationen, klar als zukünftige Arbeitgeber*innen disqualifiziert. In diesem Zusammenhang sollte jedoch mitbedacht werden, dass in den meisten niederösterreichischen Ausbildungsstätten für Pflegeberufe, die Orte der zu absolvierenden Praktika gewissen Rahmenbedingungen und Vorgaben unterliegen und somit nicht immer von den Auszubildenden selbst gewählt werden können. Deshalb findet während jedes Praktikums, sowohl bewusst als auch unterbewusst, ein Abgleich der Organisationswerte mit der eigenen Wertehaltung, sowie der eigenen Vorlieben, statt. Zusätzlich stellt sich in diesem Zusammenhang die Frage, ob im aktuellen Pflegealltag vieler Gesundheitseinrichtungen die zeitlichen und personellen Ressourcen vorhanden sind, um den zugeteilten Auszubildenden entsprechende Aufmerksamkeit zu schenken. Ein weiterer Grund hierfür könnten „veraltete" Wertehaltungen in einzelnen Teams sowie Organisationen sein, welche den im Zuge dieser Arbeit beschriebenen veränderten Bedürfnissen der aktuellen Generation an Auszubildenden sowie jungen Mitarbeitenden in der Gesundheits- und Krankenpflege, nicht gerecht werden. Denn diese

Bedürfnisse beinhalten die wertschätzende Betrachtung der einzelnen Mitarbeitenden und Auszubildenden als Individuen.

6.3 Arbeitszeiten und Dienstplangestaltung

Die im Rahmen dieser Forschungsarbeit bestätigte Hypothese H1 bildet ab, dass die beantwortenden Auszubildenden längere Dienstzeiten am Stück den kürzeren vorziehen. In Zusammenhang mit Kapitel 3.6 dieser Arbeit stellt sich die Frage nach den Gründen warum diese Auswahl so getroffen wurde. Denn zu bedenken ist, dass die jeweils zu leistenden Stunden, in Form von längeren Dienstzeiten, bedeuten, dass insgesamt in einem Monat weniger Dienste zu leisten sind. Dies wiederum könnte das Gefühl von mehr selbst zu gestaltender und sinnvoll zu nutzender Freizeit vermitteln, da auf diese Weise mehr ganze Tage frei sind. Kritisch betrachtet werden kann dies jedoch aus Managementsicht, da die Nachbesetzung solcher Dienste, vor allem an mehreren Tagen am Stück, durch einen Ausfall, einen erhöhten organisatorischen Aufwand aber vor allem eine höhere Mehrbelastung für die anderen Teammitglieder sein kann. Besteht diese Mehrbelastung für die Mitarbeitenden über einen längeren Zeitraum besteht die Gefahr der Überlastung, Erschöpfung oder sogar einer erhöhten Fluktuationsrate aus diesem Grund. Um dem Bedürfnis der Auszubildenden nach längeren Dienstzeiten dennoch entgegen kommen zu können, ist eine Evaluation der selbstständigen Pausengestaltung sowie eigenverantwortlichen Arbeits- und Aufgabenverteilung innerhalb eines Dienstes, unter Einhaltung der von der Organisation vorgegebenen Rahmenbedingungen, eine Möglichkeit.

Entgegen der anfänglichen Vermutung und in der Hypothese H2 widerlegt, ist die Möglichkeit einer Teilzeitanstellung für den Großteil der befragten Auszubildenden kein ausschlaggebendes Kriterium für die Wahl ihres

Arbeitsplatzes und deren Wunsch geht tendenziell weiterhin in Richtung Vollzeitbeschäftigung. Kritisch betrachtet stellt sich bei einer Vollzeitbeschäftigung in Zusammenhang mit vielen zu leistenden Mehr- sowie Überstunden die Frage, welchen Stellenwert langfristig die Gesundheitsförderung als Aufgabe von Führungskräften und Arbeitgeber*innen hat. Denn bringt man diese Situation in Verbindung mit den, in Kapitel 3.5. beschriebenen, Maßnahmen und der Gefahr von körperlichen und psychosozialen Ermüdungserscheinungen könnten beispielsweise Konzepte für Teilzeitanstellungen, mit angepassten Entlohnungssystemen für Überstunden oder ähnliches, angedacht werden, um den Mitarbeitenden die Möglichkeit zu geben, ihre Freizeit als tatsächliche Erholungsphasen zu nutzen. Dies entspräche den Ergebnissen dieser Befragung insofern, dass psychologische Krisenangebote zwar als attraktiv empfunden werden, die Mitarbeitenden diese jedoch nicht, durch den Arbeitgeber verpflichtend vorgeschrieben, nutzen wollen. Die Gesundheitsförderungsangebote, wie sportliche Aktivitäten durch die Organisation, werden als ebenso wenig bedeutend eingeschätzt wie der Kontakt zu den Kolleg*innen außerhalb der Dienstzeit. Dies deutet darauf hin, dass die Mitarbeitenden nicht mehr Zeit also ohnehin mit ihrer Arbeit verbringen wollen sondern ihre sozialen Kontakte selbst gestalten wollen. Das bedeutet jedoch nicht, dass Arbeitgeber*innen, wünsche in diese Richtung, wenn sie dennoch von Mitarbeitenden kommen nicht aktiv unterstützen können und daraus resultierend Teambuildingmaßnahmen zu organisieren.

Klar geregelte Arbeitsabläufe wurden von vielen der befragten Auszubildenden als ausschlaggebend angegeben. Dies spiegelt ebenfalls wider, dass eine individuelle Arbeitseinteilung sowie die eigenverantwortliche Umsetzung der eigenen Kompetenzen nur möglich ist, wenn sowohl der

Handlungsspielraum als auch die Rahmenbedingungen zur Orientierung klar geregelt sind. Eindeutig sind die Ergebnisse dieser Forschungsarbeit dahingehend, dass sich der Wunsch nach der individuellen Möglichkeit zur Mitgestaltung vor allem in Bezug auf den eigenen Dienstplan, sowie dessen Anpassung an die eigene Lebens- und Familiensituation, widerspiegelt. Damit zeigt die bestätigte Hypothese H2, dass es sinnvoll ist, das Arbeitszeiten- oder Dienstplanmodell für Pflegepersonen in der eigenen Organisation zu evaluieren um individuelle Wünsche berücksichtigen zu können und die Mitarbeitenden in diese Prozesse eigenverantwortlich einzubinden. In der aktuellen Berufspraxis der Gesundheits- und Krankenpflege in Niederösterreich könnten die Dienstplanstabilität und die Verringerung der Notwendigkeit, Überstunden zu leisten, aufgrund des Pflegekräftemangels in den einzelnen Organisationen, jedoch als Herausforderung erweisen.

6.4 Individuelle Weiterentwicklungsmöglichkeiten und Kompetenzen

Ergänzend zu Kapitel 3.2 im Theorieteil, zeigen auch die Antworten der befragten Auszubildenden, dass eine klar definierte Einschulungsphase nicht nur für die langfristige Arbeitsleistung sowie Pflegequalität bedeutend ist, sondern auch entscheidend für die Wahl des Arbeitsplatzes und die Zufriedenheit der Mitarbeitenden. Kritisch betrachtet, stellt die Umsetzung von Maßnahmen zur Einschulung, vor allem über einen längeren Zeitraum, im praktischen Alltag von Gesundheitseinrichtungen oftmals eine Herausforderung dar, da oftmals eine Kontinuität in der Einschulung und Begleitung neuer Mitarbeitender aufgrund von Fehlzeiten und dem Einsatz von Leihfachkräften aufgrund von unbesetzten Stellen, nur schwer umzusetzen ist. Dennoch sollte diese, im Rahmen der Möglichkeiten, einen hohen Stellenwert für Führungskräfte, aber vor allem die Teammitglieder haben, um langfristig einerseits die Pflegequalität aufrecht zu erhalten oder zu steigern und andererseits eine Frustration der neuen Kolleg*innen oder sogar des bestehenden Teams, aufgrund von mangelndem Wissen oder Resignation, in der Anfangsphase zu verhindern.

Wie in Kapitel 3.7. aufgearbeitet, ist ein eigenverantwortlicher Entscheidungsspielraum, im Rahmen von übertragener Verantwortung in der Pflege, entscheidend um zu verhindern, dass Überforderung entsteht. Diese Erkenntnis zeigt auch das diesbezügliche Ergebnis der Auszubildendenbefragung. Für einen großen Teil der 66 beantwortenden Personen ist ein eigenverantwortlicher Entscheidungsspielraum in ihrem Arbeitsalltag wichtig für die Wahl ihres Arbeitsplatzes. Im praktischen Alltag benötigt dies jedoch ein gut aufeinander abgestimmtes Pflegeteam mit einer entsprechend wertschätzenden und unterstützenden Kommunikations- und Fehlerkultur, sowie entsprechende Rahmenbedingungen durch die Führungskraft und die Organisation, um dies auch tatsächlich umsetzen zu können. Außerdem setzt diese Arbeitsweise voraus, dass alle Mitglieder eines Teams die entsprechenden fachlichen sowie strukturellen Kenntnisse haben um ihre Planungen und Entscheidungen entsprechend treffen zu können. Dies setzt eine entsprechende Einschulung voraus. Ein solches Arbeitsklima ermöglicht es andererseits, dass die Auszubildenden und neuen Mitarbeitenden sich mit ihrem persönlichen Charakter in die Organisation eigliedern können und ihre Stärken auch entsprechend einbringen. Dies wirkt sich auch auf die Attraktivität für potentielle Bewerber*innen, welche dies, während beispielsweise eines Orientierungstages, so spüren, positiv aus, da es für die beantwortenden Auszubildenden ebenfalls ausschlaggebend war, sich mit ihrem Arbeitsplatz identifizieren zu können.

Die in Kapitel 3.8. bearbeiteten Themen der fachlichen Weiterentwicklung von Mitarbeitenden spiegeln sich bei den Antworten der befragten Auszubildenden insofern wider, dass die persönlichen Karriere- und Aufstiegschancen zwar nicht unbedeutend, aber auch nicht eindeutig ausschlaggebend für die Wahl des Arbeitsplatzes waren, die Möglichkeiten auf individuelle Weiterentwicklung jedoch sehr wohl. Dies gilt auch für die Möglichkeit Arbeitsabläufe mitzugestalten. Ebenso war für die Befragten ein großes Fortbildungsangebot durch die eigene Organisation bedeutend für die Wahl des Arbeitsplatzes. Kritisch betrachtet bedeutet dies, dass Organisationen mit wenig Weiterentwicklungsmöglichkeiten in Zukunft nicht nur weniger interessant für potentielle Bewerber*innen, sondern auch langfristig wenig zufriedenstellend für die bestehenden Pflegepersonen sind. Entsprechend stellt sich die Frage wie sinnvoll es im Vergleich, unter Betrachtung der strukturell sowie finanziell vorhandenen Ressourcen, ist, Fachkompetenzen sowie -leistungen langfristig extern zuzukaufen oder Fachexperten für die eigene Organisation auszubilden und wie diese in weiterer Folge wertsteigernd eingesetzt werden können. Der Einsatz eigener Fachexperten in einer Organisation benötigt jedoch auch die Rahmenbedingungen um deren Wissen und Kompetenzen umsetzen zu können, da ansonsten schnell Reibungsflächen mit anderen Mitarbeitenden oder Frustration einsetzt, weil die erworbenen Kompetenzen nicht eingebracht werden können, weil eine Team- oder Organisationsstruktur beispielsweise zu starr ist.

6.5 Strukturelle Kriterien des Arbeitsplatzes

Auch die Antworten der befragten Auszubildenden in Bezug auf die Aufgeschlossenheit der eigenen Organisation für Neuerungen spiegelt die veränderten Bedürfnisse der aktuell „jungen Berufsgeneration" an Gesundheits- und Krankenpflegekräften wider, da diese sich zwar weiterhin eindeutig Sicherheit in Bezug auf den eigenen Arbeitsplatz, aber keine starren und unflexiblen Strukturen mehr wünschen. Auch das Einstiegsgehalt ist für die Auszubildenden in Pflegeberufen eindeutig von hoher Bedeutung bei der Wahl des eigenen Arbeitsplatzes, wie auch die Hypothese H4 widerspiegelt. Die Vermutung liegt nahe, dass dies zum einen mit dem Wunsch nach individueller Unabhängigkeit und zum anderen vor allem mit den gesellschaftlichen und demografischen Entwicklungen der letzten Jahre in Bezug auf Lebenserhaltungskosten und Familiensituation zusammenhängt. Eine weitere kritische Vermutung wäre die eigene Sicht der derzeitigen Auszubildenden auf das eigene Berufsbild, welches sich in den letzten Jahren von der „liebevollen Schwester" zur professionellen Pflegekraft entwickelt und die Entlohnung in diesem Zusammenhang auch als Ausdruck der Wertschätzung empfunden werden kann.

Bei den freien Antworten der Auszubindenden, welche im Unterkapitel 4.7.5 angeführt sind, wurde neben starren und „veralteten" Stationsabläufen außerdem der Personalschlüssel dezidiert angeführt. Kritisch betrachtet bedeutet mehr Personal nicht automatisch besserer Arbeitsleistung oder gesteigerte Pflegequalität. Dennoch steigt die Belastung der einzelnen Mitarbeitenden stark, wenn ihnen kaum Zeit bleibt, ihre pflegerische Arbeit an den Bewohner*innen oder Patient*innen für sich selbst zufriedenstellend und sinnstiftend auszuführen, wodurch die Gefahr von körperlichen und psychosozialen Überlastungen sehr wahrscheinlich ist. Vor allem wenn derartige Zustände über einen längeren Zeitraum anhalten. Auch bei sogenannten Non-Profit Organisationen, wie sie im niederösterreichischen Gesundheitswesen fast ausschließlich zu finden sind, sollte bei der Personalbedarfsplanung auf jeden Fall der wirtschaftliche Faktor mitbetrachtet und vor allem Führungskräfte dahingehend auch miteinbezogen werden. Dennoch kann in Zusammenhang mit der Gesundheitsförderung der bestehenden Mitarbeitenden eine Neuberechnung des tatsächlichen Personalbedarfs empfehlenswert sein. Denn auch dies wirkt sich in weiterer Folge positiv auf die eigene Attraktivität als Arbeitgeber*in aus.

Während für die befragten Auszubildenden weder die Speiseauswahl, sowie alternative Kostformen in der Mitarbeiter*innenkantine, noch die Möglichkeit, rund um die Uhr Speisen beziehen zu können oder das Angebot von kostenfreiem W-LAN am Arbeitsplatz, einen besonderen Einfluss auf die Wahl ihres Arbeitsplatzes hatten, wurde die Digitalisierung an ihrem Arbeitsplatz sowie die Offenheit gegenüber Neuerungen sehr wohl als bedeutsam eingeschätzt. Auch die Möglichkeit von Förderungen von alternativen Möglichkeiten zur Erreichung des Arbeitsplatzes, wie beispielsweise öffentliche Verkehrsmittel, ließen keine besondere Tendenz erkennen. Dies gilt ebenso für die Items zur Wohnortnähe zum eigenen Arbeitsplatz, dem Vorhandensein eines Betriebskindergartens, sowie dem Zugang zu Expertenwissen und -literatur am Arbeitsplatz. Ebenso wenig eindeutig ist ein vorhandener PKW-Parkplatz für die Wahl des Arbeitsplatzes und ein vorhandener Fahrradabstellplatz wird von der Mehrheit der Befragten als unbedeutend erachtet. Kritisch betrachtet könnte diese Verteilungen der Antworten an der Verteilung der Samplinggruppe über ganz Niederösterreich und damit an unterschiedlichen geografischen sowie sozialen Anforderungen liegen. Außerdem befinden sich die beantwortenden Personen mit hoher Wahrscheinlichkeit in unterschiedlichen Lebensphasen mit entsprechend individuellen persönlichen Bedürfnissen, da es keine Einschränkung beim Alter der Befragten gab.

Zusammenfassend lässt sich sagen, dass sich im Rahmen dieser Forschungsarbeit einige Erkenntnisse in Bezug auf die Bedürfnisse der zukünftigen Gesundheits- und Krankenpflegepersonen in Niederösterreich an die Ergebnisse bisheriger Forschungsarbeiten anknüpfen. Dies gilt vor allem für jene, welche die Unternehmenskultur und Organisationleitbilder betreffen. Dennoch geht aus dieser Forschungsarbeit ganz klar hervor, dass die Wahl des Arbeitsplatzes der Auszubildenden für Gesundheits- und Krankenpflege, zum einen davon abhängt, dass sie in ihren individuellen Bedürfnissen wahrgenommen werden möchten und ihre Persönlichkeit in ihren Arbeitsalltag einbringen können und es zum anderen keinen einzelnen ausschlaggebenden Faktor oder ein Themengebiet gibt, sondern die Auswahl des Arbeitsplatzes bei dem Menschen eine multifaktorielle Entscheidung ist. Diese kann jedoch durch einen speziell auf die Zielgruppe abgestimmten Recruiting- sowie Marketingprozess gezielt von Organisationen genutzt werden, um auch in Zeiten des Pflegepersonalmangels dennoch neue Mitarbeitende zu finden und einen Vorteil gegenüber anderen Gesundheitseinrichtungen zu entwickeln.

Für die Autorin, in ihrer Rolle als Führungskraft einer niederösterreichischen Gesundheitseinrichtung, ergibt sich dadurch die Notwenigkeit einer gezielten Ist-Stand Analyse in der eigenen Organisation in Bezug auf die Recruitingprozesse, die eigene Arbeitgebermarke aber vor allem die Einarbeitungsprozesse neuer Mitarbeitender und das interne sowie externe Unternehmensleitbild.

6.6 Limitationen der empirischen Forschungsarbeit

Zunächst ist festzustellen, dass die verhältnismäßig geringe Rücklaufquote an beantworteten Fragebögen einen Rückschluss auf alle Auszubildenden in Niederösterreich nur sehr bedingt möglich macht, da somit nicht sämtliche Gütekriterien der quantitativen Praxisforschung erfüllt werden können. Denn ausschließlich aufgrund der 66 Bögen ist es somit nicht möglich, empirisch aussagekräftige Schlussfolgerungen auf die Gesamtheit der Auszubildenden, in Pflegeberufen, in Niederösterreich zu treffen, sondern maximal eine tendenzielle Richtung zu erkennen (Burzan, N., 2015: S.21). Diese geringe Rücklaufquote liegt zum einen am Zeitpunkt der Befragung und zum anderen an der Samplinggruppe, da Auszubildende gegen Ende ihrer jeweiligen Ausbildung einerseits viele Informationen bekommen und andererseits andere Prioritäten setzen müssen. Außerdem führt das Gefühl der Anonymität und Unverbindlichkeit von Onlinebefragungen zu geringen Rücklaufquoten. Dies würde entweder eines zweiten Durchlaufs oder einer erhöhten Gesamtheit durch die Unterstützung der anderen angefragten Ausbildungsleitungen bedürfen. Die verwendeten Literaturquellen sind exemplarisch und nach wissenschaftlichen Standards zu den konkreten Themen ausgewählt, können jedoch aufgrund der zeitlichen Limitation im Rahmen dieser Masterthesis keine Garantie auf Vollständigkeit gewähren. Der persönliche Bezug der Autorin zum Forschungsinhalt dieser Arbeit besteht darin, dass diese selbst als Führungskraft in Niederösterreich tätig ist. Diese Tatsache beeinflusst jedoch weder die Erhebung noch die Auswertung der Daten, da in Bezug auf die Anonymität der Auszubildenden sämtliche notwendigen Maßnahmen eingehalten und diese den Auszubildenden, im Begleittext des Erhebungsinstrumentes im Sinne der forschungsethischen Prinzipien zugesichert wurden. Außerdem bestand während der Erstellung dieser Arbeit zu keinem Zeitpunkt ein persönlicher Kontakt zu Angehörigen Auszubildenden der Samplinggruppe.

In Bezug auf die in Kapitel 4.5. dieser Arbeit dargestellten Gütekriterien von quantitativer Praxisforschung konnten die Kriterien der Objektivität sowie die Validität des Erhebungsinstrumentes und dessen Inhaltsvalidität sowie die des Ablaufs weitestgehend erfüllt werden. Die Reliabilität dieser

Praxisforschung ist jedoch nur bedingt erfüllt, da es ausschließlich einen Erhebungsdurchlauf mit einer Rücklaufquote von 19,08 Prozent gab, ein zweiter aufgrund der zeitlichen Limitation im Rahmen dieser Arbeit nicht möglich ist und damit die konkrete Wiederholbarkeit nicht gewährleistet werden kann. Um diese dennoch bestmöglich umzusetzen wurde der in den vorherigen Kapiteln beschriebene Pre-Test durchgeführt, um gegebenfalles eine Mehrdeutigkeit der Fragen zu korrigieren und die Trennschärfe der einzelnen Items wurde konkret beachtet.

7 Conclusio und Ausblick

In diesem Kapitel sind im Rahmen der Conclusio konkrete Handlungsempfehlungen für die Praxis formuliert. Abschließend werden in diesem letzten Kapitel noch einmal die wichtigsten Erkenntnisse dieser Forschungsarbeit als Fazit zusammengefasst dargestellt. Außerdem wird auf der Basis der Ergebnisse ein möglicher Ausblick in die Zukunft zusammengefasst.

7.1 Handlungsempfehlungen für die Praxis

In Bezug auf das Recruiting von Pflegepersonen für Gesundheitseinrichtungen in Niederösterreich lässt sich anhand dieser Arbeit festhalten, dass sich die Arbeitgeber*innenattraktivität einzelner Organisationen multifaktoriell zusammensetzt und sich aufgrund der unterschiedlichen Gegebenheiten und Ressourcen nicht pauschal formulieren lässt, was eine Einrichtung im Gesundheitswesen zu einem „attraktiven“ Arbeitgeber macht. Im Rahmen dieser Arbeit lassen sich jedoch sehr wohl die folgenden Handlungsempfehlungen für Führungskräfte sowie Organisationen, im Gesundheitswesen, ableiten, welche in der Praxis hilfreich sein können.

Zunächst ist es Sinnvoll eine Ist-Stand Evaluation über den eigenen Recruitingprozess in der Organisation durchzuführen. Denn ein erfolgreicher Recruitingprozess steigert die Chancen unbesetzte Stellen zu verhindern und dadurch höhere finanzielle Kosten durch Überstunden, Fremdpersonal oder Fehlbesetzungen mit anschließender Neubesetzung zu produzieren. In diesem Zusammenhang ist auch die bewusste Formulierung eines eigenen Unternehmensleitbildes durch die Unternehmensleitung empfehlenswert.

Dieses sollte zum einen aus dem internen Leitbild, welches die Ziele und die Wertehaltung der Organisation für die bestehenden Mitarbeitenden klar formuliert und zum anderen aus dem externen Leitbild, welches ebenfalls die eigenen Unternehmenswerte an die Zielgruppe kommuniziert bzw. dieses auf deren Bedürfnisse abstimmt, sich jedoch nicht nach Trends richtet.

Im Nächsten Schritt sollten die eigene Kommunikationsstruktur im Unternehmen, die Einschulungsprozesse, sowohl für Auszubildende als auch für neue Mitarbeitende und die entsprechende Wertehaltung in den einzelnen Teams evaluiert werden. Denn von einem strukturierten und einheitlichen Einschulungsprozess profitiert langfristig im Idealfall nicht nur die Pflegequalität im Unternehmen, sondern auch die Zufriedenheit der bestehenden Mitarbeitenden und eine wertschätzende Fehlerkultur, welche viel von der im Arbeitsalltag anfallenden Mehrbelastung für die einzelnen Mitarbeitenden, abfedern kann. Die Vermeidung von vielen parallelen Kommunikationswegen innerhalb einer Organisation kann eine Zusatzbelastung von Mitarbeitenden sowie Führungskräften verhindern und Abläufe vereinfachen. Außerdem empfiehlt es sich, sich beispielsweise in Form von regelmäßigen Mitarbeiter*innengesprächen oder Leistungsbeurteilungen, mit den einzelnen Mitarbeitenden, sowie deren individuellen Bedürfnissen, auseinanderzusetzten. Dies steigert zum einen deren Arbeitszufriedenheit und -leistung und zum anderen lassen sich daraus oftmals Maßnahmen ableiten, durch die sich kleine Konflikte oder Probleme zeitnah konstruktiv bearbeiten lassen und somit eine regelmäßige Optimierung einzelner Prozessschritte möglich machen.

In Bezug auf die strukturellen Rahmenbedingungen empfiehlt sich, dass nach Möglichkeit das Einstiegsgehalt, vor allem im Vergleich zu anderen Einrichtungen, evaluiert werden sollte, da dieses nicht mehr nur „zum Überleben reichen muss", sondern von der aktuellen Generation an angehenden Pflegekräften und Berufseinsteigern außerdem oftmals als Zeichen der Wertschätzung gegenüber ihrer Leistung verstanden wird. Klar definierte Vorgaben und Rahmenbedingungen, in Kombination mit Zugeständnissen von angemessenem Entscheidungs- und Handlungsspielraum können es den Mitarbeitenden ermöglichen, ihre Individuellen Bedürfnisse in Bezug auf die Dienstplangestaltung, sowie die Planung und Umsetzung ihres Arbeitsalltages, zufriedenstellend umzusetzen und dadurch sogar die Arbeitsleistung sowie Pflegequalität zu steigern. Die Möglichkeit der Mitbestimmung bei der Erstellung des eigenen Dienstplanes ist für neue Mitarbeitende essentiell, da sie so das Gefühl bekommen, individuell Betrachtet zu werden und ihre privaten Bedürfnisse erfüllen zu können. Dies trägt langfristig nicht nur zur Zufriedenheit, sondern auch zur Gesundheitsförderung, bei.

Zuletzt ist es empfehlenswert, neben der definierten Einarbeitung von Auszubildenden und einem entsprechend wertschätzenden Klima im Team, auch den Anleitungsprozess für Auszubildende zu evaluieren und auf fachlich kompetente Mitarbeiter*innen mit entsprechender Zusatzqualifikation in der eigenen Organisation wert zu legen, welche auch die entsprechende Zeit dafür aufbringen können. Dies leistet nicht nur einen wichtigen Beitrag zur fachlichen Kompetenz und Arbeitseinstellung künftiger Kolleg*innen in der Gesundheits- und Krankenpflege, sondern motiviert diese dadurch auch langfristig dazu, sich im eigenen Unternehmen zu bewerben.

7.2 Fazit und Ausblick

Zusammengefasst kann gesagt werden, dass sich die Arbeitgeber*innenattraktivität einer Organisation multifaktoriell zusammensetzt. Zwar gibt es entscheidende Faktoren und Bedürfnisse der befragten Auszubildenden, sowie neue Mitarbeitende, welche für die Wahl des persönlichen Arbeitsplatzes ausschlaggebend sind. Daraus lässt sich jedoch keine pauschale Handlungsempfehlung für Führungskräfte oder Organisationen formulieren, da dies immer auch von den individuellen Ressourcen, sowie Gegebenheiten abhängt. Empfehlenswert ist deshalb eine Evaluation oder Implementierung eines bewusst strukturierten Recruiting- sowie Einschulungsprozesses, sowie eine klare Definition des eigenen internen und externen Leitbildes, um zum einen die eigenen Ziele zu konkretisieren und an die Mitarbeitenden zu kommunizieren und zum anderen um eine Zielgruppe an zukünftigen Pflegepersonen anzusprechen, welche sich mit der Wertehaltung in der eigenen Organisation identifizieren können und deshalb auch mit höherer Wahrscheinlichkeit längerfristig zufrieden im Unternehmen sind. Dadurch ist es möglich unbesetzte Posten zu vermeiden und bewusste Personalauswahl und -entwicklungen aufgrund ihrer sozialen, sowie fachlichen Kompetenz zu planen um Mehrbe- und Überlastungen für die bestehenden Mitarbeitenden weitestgehend verhindern zu können, sowie deren Zufriedenheit aufrecht zu erhalten. Dies wiederum spiegelt sich bei den Auszubildenden, welche in einer solchen Organisation ihr Praktikum absolvieren, wider und motiviert sie dadurch dazu, sich nach Abschluss ihrer Ausbildung dort zu bewerben.

Forschungsbezogener Ausblick in die Zukunft

Aufgrund der, im Verhältnis zur gesamt Anzahl an Auszubildenden für Pflegeberufe in Niederösterreich, geringen Rücklaufquote von 19,08 Prozent wäre eine Wiederholung der Befragung sinnvoll um einerseits auch das Gütekriterium der Validität vollständig erfüllen zu können und andererseits um überprüfen zu können, ob sich die Ergebnisse dieser Forschungsarbeit nicht nur auf ganz Niederösterreich übertragen lassen, sondern könnte die Grundlage für die selbe Erhebung in anderen Bundesländern Österreichs darstellen, um auch dort die tatsächlichen Bedürfnisse neuer professioneller Pflegepersonen darzustellen. Ein weiteres Forschungsthema, welches sich aus dieser Arbeit ergibt, ist das gezielte Recruiting aus anderen Ländern, allen voran Ungarn, Slowakei, Tschechien und Slowenien. Ebenfalls langfristig von Interesse wäre eine Forschung, welche sich mit Auswirkungen eines erfolgreichen Recruitingprozesses auf die langfristige Mitarbeiter*innenzufriedenheit befasst. Zuletzt ergibt sich aus dieser Forschungsarbeit die offene und weiterführende Fragestellung nach den zusammenhängen von verschiedenen angewandten Arbeitszeitenmodellen in der Gesundheits- und Krankenpflege, im Zusammenhang mit Überstunden und Mehrdienstleistungen, sowie der Mitarbeiter*innenzufriedenheit, da dies Punkte waren, welche für die befragten Auszubildenden in dieser Forschungsarbeit von großer Bedeutung waren.

LITERATURVERZEICHNIS

AGG (2022). Allgemeines Gleichbehandlungsgesetz, Rechtsinformationssystem des Bundes. https://www.ris.bka.gv.at/GeltendeFassung.wxe?Abfrage=Bundesnormen&Gesetzesnummer=20003395, online zugegriffen am 20.11.2022 um 17:00.

ASchG (2022). Österreichisches ArbeitnehmerInnenschutzgesetz. Rechtsinformationssystem des Bundes, https://www.ris.bka.gv.at/GeltendeFassung.wxe?Abfrage=Bundesnormen&Gesetzesnummer=10008910, online zugegriffen am 1.12.2022 um 14.39.

Baur, Nina & Jörg, Blasius (2014). Handbuch Methoden der empirischen Sozialforschung. Hrsg, Springer Fachmedien, Frankfurt am Main.

Beller, Sieghard (2016). Empirisch forschen lernen, Konzepte, Methoden, Fallbeispiele, Tipps. 3.Auflage. Hogrefe Verlag, Bern.

Brenner, Doris (2020). Onboarding, Als Führungskraft neue Mitarbeiter erfolgreich

einarbeiten und integrieren. 2. Auflage. Springer Gabler, Wiesbaden.

Buchan, James & Shaffer, Franklin & Catton, Howard (2018). Policy Brief; Nurse Retention- Strategiepapier: Mitarbeiterbindung in der Pflege; International centre on Nurse Migration. https://www.dbfk.de/media/docs/download/Internationales/ICNM-Nurse-retention_deutsch_2018.pdf Zugegriffen am 12.2.2022.

Bundesamt für Statistik (2021). Bundesamt für Statistik Schweiz, Schweizerische Eidgenossenschaft; https://www.bfs.admin.ch/bfs/de/home/statistiken/gesundheit/gesundheitswes

en/hilfe-pflege-hause.assetdetail.23566148.html; online zugegriffen am 2.12.2022 um 20:22.

Burzan, Nicole (2015). Quantitative Methoden kompakt. Utb. UVK Verlagsgesellschaft, Konstanz und München.

Bobbert, Monika (2019). Berufliche und soziale Gerechtigkeit: sechs sozialethische Problemanzeigen, Originalarbeit, EthikMed, Springer Verlag, Springer Nature, online publiziert; S:289-303.

Chenoweth, Lynn & Jeon, Yun-Hee, Meryl & Teri, Brodaty, Henry (2010). A systematic review of what factors attract and retain nurses in aged and dementia care. IN: journal of Clinical Nursing,19, S.156-167.

Datenschutzgrundverordnung (2016). https://www.dsb.gv.at/recht-entscheidungen/ gesetze-in-oesterreich.html; Datenschutzbehörde, Republik Österreich; zugegriffen am 16.8.2022.

Deuer, Ernst & Wild, Steffen (2018). Arbeitgeberattraktivität aus der Perspektive von dual Studierenden (Elektronische Version). In: PERSONALquarterly 1, S.48- 53.

DEStatis: 202. Statistisches Bundesamt Deutschland, Altersaufbau der Bevölkerung_2021;https://www.destatis.de/DE/Themen/GesellschaftUmwelt/Bevoelkerung/Bevoelkerungsstand/_inhalt.html#sprg233974; zugegriffen am 22.11.22 um 19:42.

Döring, Nicola & Bortz, Jürgen (2016). Forschungsmetoden und Evaluation in den Sozial- und Humanwissenschaften, 5. Auflage, Springer Verlag. Berlin-Heidelberg.

Eissfeldt, Kristin & Jaeger, Christa (2018). So wird ihr Unternehmen zum wertvollen Arbeitgeber, Ein ganzheitlicher Blick auf nachhaltigen Erfolg. Springer Gabler Verlag. Wiesbaden.

Ewerlin, Denise & Köllges, Julia & Ruhle Sascha & Süß, Stefan (2016). Der Einfluss von Unternehmensleitbildern auf die Arbeitgeberattraktivität: Eine Experimentalstudie; German Journal of Human Resource Management, Zeitschrift für Personalforschung, Vol. 30(1): S. 6-34.

Felfe, Jörg (2020). Mitarbeiterbindung. 2 überarbeitete Auflage. Hogrefe Verlag, Göttingen.

Gläser, Jochen & Laudel, Grit (2010). Experteninterviews und qualitative Inhaltsanalyse, 4. Auflage, VS Verlag, Springer Fachmedien Wiesbaden.

Golombek, Josephine & Fleßa, Steffen (2011). Einflussfaktoren auf die Verweildauer im Beruf und die Standortwahl des Arbeitsplatzes bei Gesundheits- und Krankenpflegern, Eine exemplarische Analyse bei Gesundheits- und Krankenpflegeschülern im zweiten und dritten Ausbildunsjahr in Berlin und im Lan Brandenburg. In: Heilberufe Science (1), S. 3-10.

GuKG (2022). Gesundheits- und Krankenpflegegesetz, Rechtsinformationssystem des Bundes. https://www.ris.bka.gv.at/GeltendeFassung.wxe?Abfrage=Bundesnormen&Gesetzesnummer=20004475, online zugegriffen am 20.11.2022 um 16:52.

Haas, Ruth & Reblin, Silke (2021). Bio-psycho-soziales betriebliches Gesundheitsmanagement für Sozial- und Gesundheitsberufe. Ernst Reinhardt Verlag, München.

Hornung, Julia (2013). Nachhaltiges Personalmanagement in der Pflege, Das 5-Säulen-Konzept. Springer-Medizin Verlag, Berlin-Heidelberg.

Hödl, Janka & Späth, Jochen & Kricheldorff, Cornelia (2020). What makes them happy? Professional care-givers` job satisfaction. In: Zeitschrift für Gerontologie und Geriatrie (7); Springer Medizin Verlag, S. 655-662.

Isford, M. (2013). Der Pflegeberuf im Spiegel der Öffentlichkeit. In: Bundesgesundheitsblatt (56); Springer Verlag Berlin Heidelberg, S. 1081-1087.

Kallus & K.Wolfgang (2016). Erstellung von Fragebogen. 2. Auflage. Utb. Facultas Verlag.

Kriegler, Wolf (2018). Praxishandbuch Employer Branding, Mit starker Marke zum attraktiven Arbeitgeber werden. 3. Auflage. Haufe Group. Freiburg, München, Stuttgart.

Landes, Miriam & Steiner, Eberhard (2013). Psychologie der Wirtschaft; Hrsg., Springer Fachmedien, Wiesbaden.

Lober, Claudia & Kummer, Herwig (2020). Playbook Recruiting- Mit erfolgreichen Spielzügen Mitarbeiter gewinnen; 1. Auflage, Haufe Group, Stuttgard.

Lohaus, Daniela & Rietz, Christian (2020). Arbeitgeberattraktivitätsinventar (AGA-I) –Ein deutschsprachiges Instrument zur Messung der Arbeitgeberattraktivität. Wirtschaftspsychologie: Heft 2-2020, S. 87-108; Hochschule Darmstadt, Pädagogische Hochschule Heidelberg.

Müller-Vorbrüggen, Michael & Radel Jürgen (2016). Handbuch Personalentwicklung, Die Praxis der Personalbildung, Personalförderung und Arbeitsstrukturierung. 4. Auflage, Schäffer-Poeschl Verlag, Stuttgart.

Moldaschl, M.F. (2017). Das Konzept der Widersprüchlichen Anforderungen. Ein nicht linearer Ansatz zur Analyse von Belastungen und Bewältigung in der Arbeit, S.139-151. In: Faller, G.; Lehrbuch Betriebliche Gesundheitsförderung, 2. Überarbeitete Auflage (Hrsg),. Hans Huber Verlag, Bern.

Moser, H. (2015). Instrumentenkoffer für die Praxisforschung, Lumbertus Verlag, Freiburg.

Rappold, E. & Juraszovich, B. (2019). Pflegepersonal- Bedarfsprognose für Österreich. Bundesministerium für Arbeit, Soziales, Gesundheit und Konsumentenschutz; Wien.

Rimser, Markus (2014). Generation Resource Management, Nachhaltige HR-Konzepte im demografischen Wandel. Springer Gabler- Edition Rosenberg, Rosenberger Fachverlag, Leonberg.

Ritschl, Valentin & Weigl, Roman & Stamm, Tanja (2016). Wissenschaftliches Arbeiten und Schreiben; Verstehen, Anwenden, Nutzen für die Praxis; Hrsg., Springer Verlag, Berlin Heidelberg.

Rosenberger, Bernhard (2021). Modernes Personalmanagement. Strategisch-operativ-systemisch. Hrsg, 3. Auflage, Springer Gabler, Wiesbaden: Deutschland.

Statistik Austria (2022). Demografisches Jahrbuch, Verlag Österreich; Wien. https://www.statistik.at/fileadmin/publications/Demographisches-JB-2020.pdf; online zugegriffen am 2.12.2022 um 20:05

Steckl, Miriam & Simshäuser, Ulla & Niederberger, Marlen (2019). Arbeitgeberattraktivität aus Sicht der Generation Z, Eine quantitative Befragung zur Bedeutung gesundheitsrelevanter Dimensionen im Betrieb; Prävention und Gesundheitsförderung; Ausgabe 14: S212-217. Springer Nature Verlag Germany, online publiziert: 7 Februar 2019.

Steiner, Elisabeth & Benesch, Michael (2021). Der Fragebogen. Von der Forschungsidee zur SPSS-Auswertung. 6. Auflage. Utb. Facultas Verlag.

ANHANG

Fragebogen: Für sämtliche geschlossene Fragen stehen sechs Single-Choice Antwortmöglichkeiten zur Verfügung und der Fragebogen wird anhand der oben genannten Kriterien als via Google-Fragebogen erstellt.

Alter: 15-25 Jahre

26-35 Jahre

36-45 Jahre

46-55 Jahre

Geschlecht: Weiblich/ Männlich/ Divers

Ausbildung: PA/PFA/DGKP/ FH-BSc

Persönliche Aspekte:

Wie entscheidend ist für Sie ein eigenverantwortlicher Entscheidungsspielraum in Ihrem Arbeitsalltag?

Wie entscheidend ist es für Sie, sich persönlich mit Ihrem Arbeitsplatz identifizieren zu können?

Wie entscheidend sind für Sie, Ihre persönlichen Weiterentwicklungsmöglichkeiten in der Organisation?

Wie entscheidend sind für Sie, Ihre persönlichen Aufstiegschancen in der Organisation?

Wie entscheidend ist für Sie, die Möglichkeit innerhalb der Organisation verschiedene Bereiche kennenzulernen?

Wie entscheidend ist für Sie eine professionelle Zusammenarbeit mit den Kolleg*innen im eigenen Pflegeteam?

Wie entscheidend ist für Sie, ein respektvolles Arbeitsklima?

Wie entscheidend ist für Sie, ein professionelles Arbeitsklima?

Wie entscheidend ist für Sie die Möglichkeit Ihre Persönlichkeit individuell einzubringen?

Wie entscheidend ist für Sie eine multikulturelle Zusammenstellung Ihres Teams?

Wie entscheidend ist für Sie, regelmäßiges Feedback von Ihrer direkten Führungskraft?

Wie entscheidend ist für Sie die Möglichkeit Arbeitsabläufe mitzugestalten?

Wie entscheidend ist für Sie eine sichere Arbeitsplatzgarantie für die Zukunft?

Organisationsstruktur:

Wie entscheidend ist für Sie eine klar geregelte Kommunikationsstruktur in der Organisation?

Wie entscheidend ist für Sie, die persönliche Zusammenarbeit mit Ihrer direkten Führungskraft?

Wie entscheidend ist für Sie eine feste Zuteilung in einem Bereich der Organisation?

Wie entscheidend ist für Sie die Mitbestimmung an Ihrer Dienstplangestaltung?

Wie entscheidend ist für Sie, eine wertschätzende Fehlerkultur in der Organisation?

Wie entscheidend sind für Sie flache hierarchische Strukturen in der Organisation?

Wie entscheidend ist für Sie, der direkte Kontakt zu Ihrer obersten Führungsebene?

Wie entscheidend ist es für Sie, dass Arbeitsabläufe klar geregelt sind?

Wie entscheidend ist für Sie, dass ihr Arbeitgeber Innovation gegenüber offen ist?

Wie entscheidend ist für Sie, Ihr Einstiegsgehalt für die Wahl Ihres Arbeitsplatzes?

Wie entscheidend ist für Sie wenn regelmäßig Überstunden zu leisten sind?

Wie entscheidend ist für Sie ihr Gehalt mit Mehrstunden/Überstunden ergänzen zu können?

Wie entscheidend ist für Sie eine mögliche Teilzeitbeschäftigung?

Wie entscheidend ist für Sie eine mögliche Vollzeitbeschäftigung?

Wie entscheidend sind für Sie überwiegend kurze Dienste?

Wie entscheidend sind für Sie überwiegend lange Dienste?

Wie entscheidend ist für Sie eine feste Zuteilung in einem Bereich (z.B. Station, Wohnbereich,..) der Organisation?

Umgebung und Zusatzangebote des Arbeitgebers:

Wie entscheidend ist für Sie, ein zur Verfügung stehender PKW-Abstellplatz in unmittelbarer Nähe?

Wie entscheidend ist für Sie, ein zur Verfügung stehender Fahrrad-Abstellplatz in unmittelbarer Nähe?

Wie entscheidend ist für Sie ein vorhandener Betriebskindergarten im Unternehmen?

Wie entscheidend ist für Sie, eine gute Anbindung an öffentliche Verkehrsmittel?

Wie entscheidend sind für Sie, Angebote für sportliche Aktivitäten im Unternehmen?

Wie entscheidend ist für Sie das Angebot von regelmäßiger Einzelsupervision?

Wie entscheidend ist für Sie regelmäßig stattfindende Supervision im Team?

Wie entscheidend sind für Sie, Rückzugsmöglichkeiten während den Pausen?

Wie entscheidend ist für Sie, der Zugang zu aktuellem wissenschaftlichen Expertenwissen an Ihrem Arbeitsplatz?

Wie entscheidend ist für Sie, die Möglichkeit Ihren Dienstplan an Ihre Familiensituation anzupassen?

Wie entscheidend ist für Sie, das Angebot von psychologischer Krisenbetreuung im Unternehmen?

Wie entscheidend ist für Sie, die Wohnortnähe zu Ihrem Arbeitsplatz?

Wie entscheidend ist für Sie, eine selbstbestimmte Pausengestaltung?

Wie entscheidend ist für Sie, eine große Auswahl an Fortbildungen durch ihren Arbeitgeber?

Wie entscheidend ist für Sie, der Zugriff auf kostenloses W-LAN am Arbeitsplatz?

Wie entscheidend ist für Sie, eine klar definierte Einschulungsphase?

Wie entscheidend ist für Sie die Förderung von alternativen Möglichkeiten zur Erreichung des Arbeitsplatzes (Klimaticket,...) durch den Arbeitgeber?

Wie entscheidend ist für Sie, eine große Speiseauswahl in der Mitarbeiterkantine?

Wie entscheidend ist für Sie die Möglichkeit Speisen rund um die Uhr kaufen zu können?

Wie entscheidend ist für Sie eine alternative Speisenauswahl in der Mitarbeiterkantine (z.B. Vegan, Ritualkost)?

Wie entscheidend ist für Sie, die Digitalisierung an ihrem Arbeitsplatz?

Gesellschaftliche Aspekte:

Wie entscheidend ist für Sie, das Ansehen Ihres Arbeitsplatzes in Ihrem persönlichen Umfeld?

Wie entscheidend ist für Sie eine wertschätzende Zusammenarbeit mit anderen Berufsgruppen?

Wie entscheidend ist für Sie eine wertschätzende Zusammenarbeit mit anderen Bereichen der Organisation?

Wie entscheidend sind für Sie regelmäßige, von der Organisation geplante Teambuildingmaßnahmen?

Wie wichtig ist für Sie, regemäßiger Kontakt mit Ihren Kolleg*innen auch außerhalb der Arbeitszeit?

Offene Frage: Gibt es ein bisher noch nicht erwähntes Kriterium welches, Ihrer Meinung nach entscheidend für die Wahl Ihres Arbeitgebers ist?

Folgende Skalierung wird bei allen Items angewandt:

1	2	3	4
Unbedeutend	Kaum Ausschlaggebend	Eher Ausschlaggebend	Ausschlaggebend

Informationsschreiben bei der Versendung an die Auszubildenden:

Sehr geehrte Damen und Herren,

Sehr geehrte zukünftige Kolleg*innen,

Hintergrund:

Ich bitte Sie, die in Folge gestellten Fragen zu beantworten und mich damit im Rahmen meiner Masterthesis für mein Pflegemanagementstudium an der Donauuniversität zu unterstützen. Das Ziel meiner Arbeit ist es, den aktuellen Stand in verschiedenen Ausbildungsstätten in Niederösterreich in Bezug auf die Faktoren der Arbeitgeberwahl zu erheben um so einen Einblick in die Bedürfnisse baldiger Kolleginnen und Kollegen zu gewinnen. Auf diese Weise haben Sie die Chance, durch Ihr Mitwirken die Zukunft der Pflege ein Stück weit mitzugestalten.

Die Beantwortung der folgenden Fragen dauert ungefähr 5 Minuten.

Die Deadline für die Befragung ist Mo.12. Dezember 2022.

Anonymität:

Dieser Fragebogen wird völlig anonym automatisch nach dem Abschließen weitergeleitet und ist dementsprechend auch nicht zurückverfolgbar oder zuordenbar. Sämtliche Items sind so formuliert, dass keine Rückschlüsse auf einzelne ausfüllende Personen oder Ausbildungsstätten möglich sind. Sowohl die Datenerhebung als auch die spätere Aufarbeitung im Rahmen der Masterthesis orientiert sich streng an den wissenschaftlichen und forschungsethischen Gütekriterien, welchen ich mich für diese Datenerhebung verpflichte. Mit dem Ausfüllen dieses Fragebogens stimmen sie der Nutzung der angegeben Daten im Rahmen dieser Forschungsarbeit automatisch zu.

In diesem Sinne bedanke ich mich bereits jetzt herzlich für Ihre Mithilfe und Ihre Zeit !

Kolibri 360 GmbH
Ferdinand-Jühlke-Straße 7
99095 Erfurt, Deutschland
produktsicherheit@kolibri360.de

Druck:
CPI Druckdienstleistungen GmbH
im Auftrag der
Kolibri 360 GmbH
Ferdinand-Jühlke-Str. 7
99095 Erfurt